U0325111

实用临床操作技术精要

主 编　贺　超　蒋　玮
副主编　薛　峰　李松仑
　　　　高　原　石秀兵

世界图书出版公司

西安　北京　广州　上海

图书在版编目(CIP)数据

实用临床操作技术精要/贺超,蒋玮主编.—西安:
世界图书出版西安有限公司,2021.6
ISBN 978-7-5192-7568-6

Ⅰ.①实…　Ⅱ.①贺…②蒋…　Ⅲ.①临床医学
Ⅳ.①R4

中国版本图书馆CIP数据核字(2021)第092754号

书　　名	实用临床操作技术精要	
	SHIYONG LINCHUANG CAOZUO JISHU JINGYAO	
主　　编	贺　超　蒋　玮	
责任编辑	胡玉平	
装帧设计	绝色设计	
出版发行	世界图书出版西安有限公司	
地　　址	西安市高新区锦业路都市之门C座	
邮　　编	710065	
电　　话	029-87214941　029-87233647(市场营销部)	
	029-87234767(总编室)	
网　　址	http://www.wpcxa.com	
邮　　箱	xast@wpcxa.com	
经　　销	新华书店	
印　　刷	西安牵井印务有限公司	
开　　本	787mm×1092mm　1/16	
印　　张	12	
字　　数	250千字	
版　　次	2021年6月第1版	
印　　次	2021年6月第1次印刷	
国际书号	ISBN 978-7-5192-7568-6	
定　　价	58.00元	

医学投稿　xastyx@163.com ‖ 029-87279745　029-87279675
(如有印装错误,请寄回本公司更换)

《实用临床操作技术精要》
编 委 会

主　编　贺　超　蒋　玮

副主编　薛　峰　李松仑　高　原　石秀兵

编　委　（按姓氏笔画排序）

秘　书　薛　峰

序 *Preface*

  《礼记》有云："差若毫厘，谬以千里。"医务人员每一项操作都要求精细化，一个小小的疏忽就可能会引发不可挽回的结局。作为一名医务人员，怎样快速正确地判断病情、采取正确的急救措施、采集合格的标本，这就对医务人员临床操作技术的速度和精准化提出更高要求。

  标准化管理是医疗机构进行质量控制的主要措施。为了规范医务人员操作技术、提升专业技能，编者紧密结合多年来丰富的临床实践工作，充分考虑临床一线操作的实际情况，参考最新的指南及专家共识，总结了医务人员常用操作技术的重点内容，将其整理、归纳，编写了《实用临床操作技术精要》一书。用以指导和规范临床工作，本书内容精炼、实用、重点突出，以图文并茂的形式及统一的格式进行描述，重点介绍了临床常用操作技术的目的、适应证、禁忌证、操作方法、常见的并发症及处理，对操作关键点及其注意事项也进行了详细讲解，而且对操作步骤进行了细化、量化，制定了表格式的评分标准，用以规范医务人员的操作行为，具有较强的实用性。

  鉴于此，我们热忱将这本特色专著推荐给临床医疗工作者，尤其是医学生和新入职的医疗工作者，相信本书一定会对操作技术的提高有所帮助，对规范临床操作技术起到推动作用，助力我国医务人员操作技术向精准化、专业化的道路迈进。

编　者
2021 年 3 月

前 言 *Foreword*

一例病例的成功救治，离不开对病例完整的病史采集、符合逻辑的诊断、恰当精准的对症施药或施术三个基本环节。临床操作技术就是贯穿于这三个环节之中的重要工具。有些操作技术，比如各个系统的查体、多参数监护仪的使用等，对临床诊断具有决定性的意义；有些操作技术不仅具有诊断价值也具有治疗意义，如胸膜腔穿刺术、中心静脉穿刺置管术等。因此，每一名医护人员从进入临床实习开始，都要正确掌握每项临床操作技术的概念、适应证、禁忌证、操作步骤及可能的并发症和处理方法，并在以后长期的临床实践中不断提高操作技术的技巧、准确度和熟练度。

我国的执业医师考试已经进行了二十余年，其中临床技能考核是重要的一门课程，临床操作技术是其中较大的一部分内容。目前，住院医师规范化培训在全国范围内已全面启动，临床操作技术也是考核评估的重中之重。"不以规矩，不能成方圆"，为了使进入临床实践的医护人员快速掌握每一项临床操作技术的规范，本书以要点的方式，对每一项临床操作技术从概念、目的、适应证、禁忌证、操作步骤及并发症的预防和处理等八个方面进行了言简意赅的描述，使学习者和实践者一目了然，迅速了解并掌握每一项操作技术，避免了走弯路。而且，本书在每一项临床操作技术后又附加了考核标准，不仅能使被考核者深刻理解每一项临床操作的重点和难点，而且使考核者的打分有据可依，避免无的放矢。

总之，本书是每一位进入临床实践的实习医师、护士、进修医师及参加规范化培训医师不可或缺的工具书，也是作为各级带教医师的参考用书。

编 者
2021 年 3 月

目 录 *Contents*

血压测量
blood pressure measuring

一、概　念

血压(blood pressure，BP)是指血液在血管内流动时作用于单位面积血管壁的侧压力，它是推动血液在血管内流动的动力。在不同的血管内分别被称为动脉血压、毛细血管压和静脉血压，通常所说的血压是指体循环的动脉血压。

二、临床意义

1. 血压可以判断心脏功能与外周血管阻力。

2. 血压是重要的生命体征，是诊断疾病、观察病情变化及判断治疗效果的一项重要内容。

3. 高血压是全球常见病、多发病，准确地测量血压是高血压管理的重要内容。

三、常用方法和仪器

(一)血压的测量方法

血压的测量方法包括直接测量法和间接测量法。

1. 直接测量法：使用导管进行压力测量。经皮穿刺外周动脉，将溶有抗凝剂的长导管送至主动脉，导管与压力传感器连接，直接显示主动脉内的压力。本法为有创方式，仅适用于某些特殊情况。

2. 间接测量法：即袖带加压法，是使用血压计进行测量。间接测量法简便易行，是目前临床上广泛应用的方法，也是本篇具体介绍的方法。

（二）血压计

血压计是测量血压的仪器，又称血压仪。血压计主要有听诊法血压计和示波法血压计。

1. 听诊法血压计主要有水银血压计、弹簧表式血压计，其中水银血压计是目前医疗场所常用的血压计，也是本篇介绍血压测量所使用的仪器。

2. 示波法又叫振荡法，它的原理是获取在放气过程中产生的振荡波，通过换算得出血压值。绝大多数的电子血压计是采用示波原理来设计的。

四、血压的正常值

通常测量的血压值包括收缩压、舒张压和脉压。

1. 收缩压(systolic blood pressure，SBP)：心室收缩，血液从心室流入动脉，此时血液对动脉的压力最高，称为收缩压。

2. 舒张压(diastolic blood pressure，DBP)：心室舒张，动脉血管弹性回缩，血液仍慢慢继续向前流动，但血压下降，此时的压力称为舒张压。

目前我国采用正常血压(SBP < 120mmHg 和 DBP < 80mmHg)、正常高值［SBP 120 ～ 139mmHg 和(或)DBP 80 ～ 89mmHg］和高血压［SBP≥140mmHg 和(或)DBP≥90mmHg］进行血压水平分类。

3. 脉压(pulse pressure，PP)：脉压指的是收缩压和舒张压之间的差值，正常范围是 30 ～ 50mmHg。超过 60mmHg 称为脉压增大，小于 20mmHg 称为脉压减小。脉压增大和减小都有重要的临床意义。

五、操作前准备

(本节介绍的是用水银血压计进行袖带加压法测量外周动脉血压)

1. 用品准备：水银血压计、听诊器。

2. 体位：卧位或坐位。

3. 测量时要求被测者情绪稳定，避免憋尿、过度紧张以及大量饮用浓茶或咖啡。测量前有吸烟、运动、情绪变化等，应休息 15 ~ 30min 后再测量。

4. 环境条件：适当空间，适宜温度，环境安静、无噪声。

六、操作步骤

1. 打开血压计，垂直放妥，开启水银槽开关。

2. 患者半小时内禁烟、禁咖啡、排空膀胱，安静环境下在有靠背的椅子安静休息至少 5min；患者卷起衣袖，露出上臂，肘部伸直，手掌向上。

3. 驱尽袖带内空气，平整置于上臂中部，下缘距肘窝 2 ~ 3cm，松紧以能插入一指为宜，使袖带与心脏处于同一水平。

4. 听诊器置于肱动脉搏动最明显处，一手固定，另一手握加压气球，关气门，充气至肱动脉搏动消失再升高 20 ~ 30mmHg。

5. 缓慢放气，以水银柱每秒下降 2 ~ 4mmHg 为宜。听诊器中出现第一次声响时水银柱所指的刻度即为收缩压，搏动音消失时水银柱所指的刻度即为舒张压。

6. 测量结束，排尽袖带内余气，扣紧压力活门，整理后放入盒内；血压计盒盖右倾 45°，使水银全部流回槽内，关闭水银槽开关，盖上盒盖，平稳放置。

7. 记录测量的数值，采用分数式，即收缩压/舒张压。

8. 1min 后，重复测量和记录一次。取两次的平均值作为最终血压值。

七、注意事项

·传统水银式血压计会受热胀冷缩的影响，一般每半年要检测和校对一次，以保持准确性。

·测量前，应认真检查血压计性能是否完整、无损、准确。

·测量时要求被测者情绪稳定，测量前有吸烟、运动、情绪变化等，应休息 15～30min 后再测量。

·按要求选择合适的袖带：通常我们用的是成人标准袖带；对于过于肥胖的患者，需要使用粗臂袖带；对于儿童，需要使用儿童专用袖带。

·充气不可过快、过猛，防止水银外溢；放气不可过快或过慢，以免导致读值误差。

·大部分情况下，以最终消失音时水银柱所指示数值作为舒张压。但部分人群（比如＜12 岁儿童、孕妇、老年人，以及严重贫血、甲状腺功能亢进症、主动脉瓣关闭不全患者），当袖带压力降为 0 时，仍可以听到声音，这些人群则以变音作为舒张压的数值，并在测量值后加以标注"变音"读数。

·血压听诊不清或异常时应在 1～2min 后重新测量。重测时，待水银柱降至"0"点后再测量。

·通常双上肢血压值会有一些差异，但差异一般应小于 5～10mmHg，如果差异超过 20mmHg 则为异常。

·偏瘫患者应在健侧测量血压。

·对于一些特殊患者，如多发性大动脉炎、主动脉缩窄的患者，还需要进行双上肢血压测量，以及加做下肢血压测量。

参考文献

[1]王文，张维忠，孙宁玲，等．中国血压测量指南[J]．中华高血压杂志，2011，19(12)：1101－1115．

[2]刘力生．中华高血压防治指南（2018 年修订版）[J]．中国心血管杂志，2019，24(1)：24－56．

测量血压考核标准

序号	项目	技术操作要求	分值	扣分
1	职业规范 （5分）	服装、鞋帽整洁	2分	
		剪指甲、洗手、暖手	3分	
2	物品准备 （5分）	备齐用物（血压计、听诊器）	3分	
		将用物移至病床旁	2分	
3	患者准备 （5分）	向患者解释操作目的、方法、注意事项，取得配合	3分	
		根据病情采取合适体位	2分	
4	操作 （60分）	检查血压计、打开开关	3分	
		正确暴露上肢	3分	
		正确缠绕袖带（袖带下缘在肘弯横纹上2～3cm）	6分	
		触摸肘窝上肱动脉搏动	6分	
		将听诊器体件置于肘窝上肱动脉处，不得与袖带接触	6分	
		均匀向袖带内充气	6分	
		待听诊肱动脉搏动消失，再将水银柱升高20～30mmHg停止	6分	
		边听边缓慢放气，听到的第一声响对应的数值为收缩压	6分	
		继续缓慢放气，最后一个声响对应的数值为舒张压	6分	
		重复再测一次	6分	
		记录血压值（血压值与设定值误差＜5mmHg属于正常范围）	6分	
5	操作后 （5分）	患者衣服复原	3分	
		关闭血压计开关、收好血压计、填写结果	2分	
6	熟练性 （20分）	操作准确熟练、动作轻巧、顺序准确、不缺项、连贯性好、人文关怀较好	20分	
	总　　分		100分	

多参数监护仪的使用
application of multi-parameter ECG monitor

一、目　的

1. 监测患者生命体征，动态评估病情变化，为临床治疗提供依据
2. 监测患者机体组织缺氧情况。

二、评　估

1. 患者病情、意识状态及合作程度。
2. 胸部皮肤情况(有无红肿、破溃、多毛、多汗等)及有无佩戴金属配饰。
3. 吸氧流量。
4. 指甲及末梢循环。
5. 病室环境。

三、操作前准备

(一)物品准备

多功能监护仪、治疗车、治疗盘、酒精、纱布、棉签、磨砂片、备皮刀、电极片、免洗手消剂、护理记录单、医嘱单、医用及生活

垃圾桶。

（二）患者准备

向患者及其家属解释使用心电监护的目的，尽量取得其配合；协助患者取平卧位，清洁局部皮肤，必要时剔除体毛。

（三）环境准备

整理工作空间，注意保护患者隐私。

四、操作步骤

1. 洗手、戴口罩，核对患者信息。

2. 固定监护仪，连接电源，打开心电监护仪开关。

3. 再次核对患者信息。

4. 连接心电导联。五导联安放位置：① RA 电极，位于右锁骨中线第二肋间；②LA 电极，位于左锁骨中线第二肋间；③ V（C）电极，位于胸骨左缘第四肋间；④ RL 电极，位于右锁骨中线肋缘处；⑤ LL 电极，位于左锁骨中线肋缘处。

5. 设置参数。①打开 ECG、NBP、SPO$_2$、RR 等参数；②打开心电参数，选择需要导联；③调整心电波幅至适宜比例；④打开/关闭起搏检测；⑤设置报警音量及各参数报警上下限。

6. 监测血压。①选择尺寸合适的袖带正确缠绕在患者肢体上；②选择血压监测方式：手动、自动测量，快速测量；③选择测量间隔时间。

7. 监测血氧饱和度：①确保血氧饱和度探头连接正确；②不要将血氧饱和度探头与血压袖带安放在同侧肢体；③不要将血氧饱和度探头安放在有动脉导管或静脉注射的肢体上。

8. 检查监护仪工作状态是否正常，观察患者生命体征。

9. 协助患者取舒适卧位，告知患者注意事项。①不可自行移除或摘掉电极；②避免在监护仪附近使用手机，以免干扰监护波形；③发现报警或异常及时告知医护人员。

10. 停止监护。撤除电极片，断开导联线，关闭监护仪电源。

11. 整理。①协助患者清洁皮肤；②整理床单位，协助患者穿好衣服，盖好被子；③按消毒隔离规定分类处理物品。

12. 洗手并记录。①七步洗手法洗手；②记录各项数据，书写护理记录。

五、注意事项

· 放置监护电极时，需预留出一定范围的心前区，避免影响急查心电图或除颤时电极板的放置；避开骨骼隆突处，以及皮肤发红、破损、炎症及起搏器安装部位等。

· 电极片使用酒精脱脂，降低皮肤电阻抗，减少伪差和假报警；皮肤过敏者，应选择透气性好的低致敏电极，且每天更换，注意粘胶处有无皮疹。

· 电极应与皮肤紧密接触，出汗、电极卷边或波形不清晰时，及时更换电极或部位。

· 应选择最佳的监护导联放置部位，以获得清晰的心电图波形；选择 P 波显示良好的 II 导联，QRS 振幅应 >0.5mv。

· 术中监护的患者，特别是要进行胸腹部手术时，需将电极移至后肩或背部，避开手术区域。

· 血压袖带必须与患者心脏处于同一水平，平卧位时，袖带与腋中线第四肋间平齐。

· 定期检查袖带部位皮肤的颜色、温度、感觉是否正常，如有异常或肢体血液循环受影响，要立即更换袖带位置，自动或快速监测时必须每 4h 更换测量部位。

· 指甲油、人造指甲均会影响血氧饱和度读数，监测前需清除，同时至少每 4h 更换一次传感器位置。

· 怀疑一氧化碳（CO）中毒的患者不宜选用脉搏氧监测仪。

· 妥善固定各导线，避免扭曲、缠绕、打折。监护导线从患者颈部或上衣前引出，勿从腋下引出，避免造成压力性损伤。

·避免外界干扰，如电刀、冲洗或吸引设备、手机等设备对监护仪的干扰。

·根据患者病情调整合适的报警阈值，报警系统应始终保持打开，出现报警应及时处理。

·监护完毕，仪器消毒。用湿纸巾擦拭仪器外表面及各导联线；血压袖带用肥皂水清洗，有血液、体液污染或感染患者使用后用500mg/L含氯消毒剂浸泡消毒；血氧饱和度探头应用75%酒精擦拭。

六、并发症及处理

1. 皮肤过敏：是较常见的并发症之一，电极粘贴部位皮肤出现发红、水疱，甚至破损，多见于过敏体质患者，或电极粘贴时间过长。患者自诉局部瘙痒、疼痛。出现过敏症状时应：①及时更换粘贴部位，去掉电极时，动作轻柔，避免损伤皮肤；②如水疱较大，局部用0.5%碘伏消毒，用无菌注射器抽吸水疱，再用无菌敷料加压包扎；③护士每班交接；④有条件者使用脱敏电极贴。

2. 局部血液循环受阻：患者因血压袖带或血氧饱和度探头部位长时间受压或松紧不当，致局部血液循环受阻。表现为局部皮肤肿胀、发绀、湿冷，患者自诉局部疼痛或麻木。此时应：①立即更换监测部位；②抬高患肢，局部热敷或注意保暖；③严密观察受压部位血液循环，每班床旁交接；④上报护理不良事件并讨论分析整改措施。

3. 局部皮肤破损：高度水肿的危重患者，因血压袖带或血氧饱和度探头长时间受压，致局部血液循环受阻发生压力性损伤。局部皮肤出现红、热、起水疱或破损，可伴有渗液。此时应：①立即更换监测部位；②用0.5%碘伏消毒，再用生理盐水冲洗，使用液体敷料喷涂、按摩，再外敷减压贴；③严密观察局部皮肤，每班床旁交接；④上报护理不良事件并讨论分析整改措施。

4. 恐惧和焦虑。可能原因：①因监护仪报警、连接导线、监测血压等导致感觉被剥夺，影响休息；②因担心疾病较重或治疗问题；

③强迫静卧感和捆绑感，活动受限；④因监护室不允许家属陪伴而导致分离焦虑。表现为紧张、烦躁、不配合、失眠等。此时应：调整监护仪音量，保持环境安静，体位舒适安全；关心患者，加强沟通，满足患者合理需求；加强心理护理，讲解疾病转归，帮助患者树立信心；教会患者深呼吸等放松的技巧；必要时遵医嘱给予镇静、抗焦虑药。

参考文献

[1]吴欣娟，张晓静．实用临床护理操作手册［M］．北京：中国协和医科大学出版社，2018.

[2]焦卫红，王丽芹，于梅．优质护理服务规范操作与考评指导［M］．北京：人民军医出版社，2015.

[3]林碧，陈良龙，庄玲丹，等．介入心血管病护理学［M］．北京：科学技术文献出版社，2013.

[4]李红梅，袁欣卿，滕东育，等．最新心血管内科临床护理新技术与护理全过程质量安全控制及健康教育指导［M］．北京：人民卫生出版社，2018.

[5]郝云霞，李庆印，石丽，等．心血管病临床护理思维与实践［M］．北京：人民卫生出版社，2013.

[6]郭航远，马长生，李毅刚，等．CCU手册［M］．杭州：浙江大学出版社，2008.

[7]王丽华，李庆印．最新ICU专科护士资格认证培训教程［M］．2版．北京：人民军医出版社，2011.

多参数监护仪使用考核标准

序号	项目	技术操作要求	分值	扣分
1	准备 （7分）	着装符合要求，修剪指甲、洗手、戴口罩	2分	
		用物准备齐全、放置合理	3分	
		环境整洁，安静安全	2分	
2	检查 （2分）	心电监护仪外观完好，功能良好	2分	
3	评估 （12分）	患者病情现状、监护内容及目的	4分	
		患者胸前及肢体皮肤情况	4分	
		患者心理状况，评估活动能力及合作程度	4分	
4	查对解释 （9分）	操作前查对	5分	
		解释操作目的及配合要点	4分	
5	操作 （52分）	监护仪放置妥当，电源匹配且接好，正确连接机器上各导线（心电、血压、血氧饱和度）	5分	
		清洁皮肤（摩擦、清洗、脱脂）	6分	
		操作中查对	3分	
		正确粘贴电极片（每个电极片1分）	5分	
		打开/关闭：心率、呼吸、血压、血氧饱和度、起搏检测	6分	
		正确设置心电波形显示导联	5分	
		正确设置波形振幅显示比例	4分	
		正确设置各参数报警上下限	4分	
		袖带选择合适，松紧适宜，袖带记号位于动脉上	4分	
		正确进行血压手动、自动测量，快速测量，停止测量	6分	
		正确连接血氧饱和度探头（注意查看有无接反）	4分	

续表

序号	项目	技术操作要求	分值	扣分
6	查对解释 （9 分）	操作后查对	5 分	
		心电监测注意事项，如有不适应及时通知医护人员	4 分	
7	报警处理 （3 分）	能够识别及处理常见报警	3 分	
8	整理 （6 分）	整理物品，协助患者取舒适卧位	3 分	
		洗手，记录	3 分	
总分			100 分	

简易呼吸器的使用
use of simple respirator

一、概　念

简易呼吸器又称加压给氧气囊(air-shields manual breathing unit，AMBU)，是进行人工通气的重要工具。

二、目　的

1. 辅助或取代自主呼吸。
2. 维持或增加机体通气量。
3. 纠正缺氧或一氧化碳中毒。
4. 转运机械通气的患者。
5. 经气管插管吸痰时膨肺。

三、适应证

1. 呼吸心搏骤停患者。
2. 呼吸衰竭患者。
3. 低氧血症患者。
4. 转运插管患者时。
5. 临时替代呼吸机(呼吸机故障、临时停电等)。

四、操作前准备

(一)物品准备

简易呼吸器(面罩、单向阀、球体、储气囊、氧气连接管),以及氧源、口咽通气管、纱布、医用手套、免洗手消剂、护理记录单、医用及生活垃圾桶。

(二)患者准备

清除患者口腔与咽喉中的异物及义齿,确定患者呼吸道通畅,松开衣领,暴露胸廓,去枕平卧,头后仰打开气道。对清醒患者告知操作目的,缓解紧张情绪,指导患者使其主动配合呼吸。

(三)环境准备

环境干净、整洁、安全。

五、操作步骤

1. 按规定着装,洗手,戴口罩、医用手套。

2. 检查简易呼吸器是否处于完好备用状态,迅速、准确连接简易呼吸器。

3. 携用物至床旁。

4. 核对患者信息。

5. 向患者或家属解释使用简易呼吸器的目的,取得患者配合。

6. 患者头偏向一侧,快速清理上呼吸道分泌物,去除义齿。

7. 将患者去枕、仰卧,松解衣领,头后仰。

8. 操作者站在患者头部后方,打开气道。开放气道手法:①仰头抬颏法,此方法最常用,一手放在患者前额,使头部后仰,另一只手推颏上抬,注意不要按压颏下软组织,以免堵塞气道,不要完全封闭患者嘴巴;②双颊抬举法,此方法常用于颈部创伤患者,双手放在患者双颊,以中指和食指顶住下颌角,在将其上举的同时手腕用力将头后仰;③仰面抬颈法,此方法禁用于颈部创伤患者,救护者一手抬起患者颈部，另一手以小鱼际侧下按患者前额，使其头后仰，颈部抬起。

9. 插入口咽通气管，保持呼吸道通畅。放置口咽通气管方法：①直接放置，将通气管的咽弯曲沿舌面顺势送至上咽部，将舌根与口咽后壁分开；②反向插入法，把口咽管的咽弯曲部分向腭部插入口腔，当其内口通过腭垂时，旋转180°，患者吸气时顺势向下推送，弯曲部分下面压住舌根，弯曲部分上面抵住口咽后壁。

10. 用面罩扣住口鼻，左手采用 EC 手法，左手中指、环指和小指（呈 E 字形）托住下颌，拇指和食指（呈 C 字形）将面罩固定于面部。

11. 右手规律挤压球体，每次送气量 400～600mL，吸气与呼气比为1:(1.5～2)。无人工气道时，成人 10～12 次/分，儿童和婴儿12～20次/分；有人工气道时，成人 8～10 次/分，儿童和婴儿 12～20 次/分。

12. 挤压过程中观察患者是否处于正常换气状态。

13. 判断患者意识、自主呼吸恢复情况，直至缺氧症状改善或抢救工作停止。

14. 简易呼吸器用后消毒处理。

15. 洗手并记录：①七步洗手法洗手；②书写护理记录。

六、注意事项

·简易呼吸器的检测：①挤压球体，鸭嘴阀张开，球体被压下，手松开后球体很快自动弹回原状，说明鸭嘴阀、进气阀功能良好；②用手堵住出气口并关闭压力安全阀，挤压球体时，球体能被压下，说明球体、进气阀、压力安全阀功能良好；③将出气口用手堵住并打开压力安全阀，挤压球体时，有气体自压力安全阀溢出，说明压力安全阀功能良好；④连接储氧袋，挤压球体，储氧袋充满，堵住储氧袋出口，挤压储氧袋，检查储氧袋是否漏气。

·请勿在有毒气的场合使用，如需在有毒气场合使用，应另行配置毒气过滤装置。

·有氧源时，调节流量 8～10L/min，挤压球囊 1/2；无氧源时，去掉储气袋、储气阀，挤压球囊 2/3。

·当患者有自主呼吸时，应与患者的自主呼吸同步，以免影响患者呼吸；行心肺复苏时，按压通气比 30:2。

·挤压有效的指征：①患者胸廓随着呼吸囊的挤压而起伏；②单向阀运作正常；③呼气时面罩内部呈雾气状；④患者口唇与脸部颜色转红润。

·简易呼吸器消毒时机：①新球第一次使用时；②不同患者使用时；③同一患者使用超过 24h。

·简易呼吸器消毒方法：①普通患者使用后，呼吸器面罩用含氯消毒剂浸泡 0.5～1h，再用纯净水冲洗晾干备用；②呼吸气囊可拆开清洗，清洗完毕后用纯净水冲洗，然后用 75% 酒精擦拭内面，晾干备用；③储氧袋用 75% 酒精擦拭即可；④感染患者使用后，用以上清洗消毒措施晾干后送消毒供应科用环氧乙烷消毒。

七、并发症及处理

1. 胃胀气：表现为腹胀、腹痛、腹部膨隆、嗳气。①检查和调整气道位置，保持适当呼吸频率、潮气量和送气时间；②症状较轻者，按摩腹部，排出气体；③症状较重者，插胃管引流和减压；④有反流者,将患者头偏向一侧，清除呼吸道分泌物；⑤用拇指和食指轻轻下压环状软骨，使食管闭塞，防止气体进入胃内。

2. 误吸或吸入性肺炎：意识清醒者表现为咳嗽、气急，意识不清者表现为呼吸困难、发绀、低血压等。此时应：①立即吸出分泌物，高浓度给氧；②遵医嘱给予低分子右旋糖酐或白蛋白补充血容量；③遵医嘱使用利尿剂减轻左心室负荷，防止胶体液进入肺间质。

3. 气压伤：患者烦躁不安、呼吸困难、心率增快，脉搏血氧饱和度下降，患侧呼吸音减弱或消失，主要是送气时压力过高引起，以气胸和皮下气肿多见。此时应：①检查减压阀性能；②保持适当呼吸频率、潮气量和送气时间；③症状较轻者，气体可自行吸收，症状较重者，行胸腔闭式引流。

参考文献

[1]吴欣娟，张晓静．实用临床护理操作手册［M］．北京：中国协和医科大学出版社，2018．

[2]焦卫红，王丽芹，于梅．优质护理服务规范操作与考评指导［M］．北京：人民军医出版社，2015．

[3]刘原，曾学军．临床技能培训与实践［M］．北京：人民卫生出版社，2015．

[4]郝云霞，李庆印，石丽，等．心血管病临床护理思维与实践［M］．北京：人民卫生出版社，2013．

[5]赵庆华，米洁，肖明朝，等．危重症临床护理实用手册［M］．北京：人民卫生出版社，2014．

简易呼吸器使用考核标准

序号	项目	技术操作要求	分值	扣分
1	准备 （8分）	着装符合要求，洗手、戴口罩、戴医用手套	2分	
		用物准备齐全、放置合理	4分	
		环境整洁，安静安全	2分	
2	检查 （4分）	简易呼吸器功能良好	4分	
3	评估 （10分）	患者意识、有无颈椎损伤	4分	
		患者气道是否畅通、有无自主呼吸、义齿	4分	
		环境是否安全	2分	
4	查对解释 （4分）	操作前查对	2分	
		解释操作目的及配合要点	2分	
5	操作 （53分）	去枕平卧，松解衣领，患者头偏向一侧	3分	
		快速清理呼吸道分泌物，去掉义齿	6分	
		开放气道手法正确	4分	
		插入口咽通气管正确（测量、插入）	6分	
		面罩扣住口鼻（注意查看有无放反）	6分	
		连接氧源，调节氧流量 8～10L/min	4分	
		EC 手法固定面罩并托住下颌	6分	
		正确规律挤压球囊（挤压频率正确）	4分	
		放松球囊比例合适	2分	
		挤压有效，胸廓起伏明显	5分	
		挤压过程中观察患者是否处于正常换气	5分	
		挤压过程报数声音响亮	2分	
6	查对解释 （6分）	操作后查对	2分	
		简易呼吸器注意事项，如有不适及时通知医护人员	4分	
7	并发症处理（3分）	能够识别及处理并发症	3分	

序号	项目	技术操作要求	分值	扣分
8	提问 (6分)	考官根据项目考核需求自拟考题	6分	
9	整理 (6分)	整理物品，协助患者取舒适卧位	3分	
		洗手，记录	3分	
总分			100分	

体外电除颤
external defibrillation

一、概　念

在某些严重快速异位性心律失常时，将一定强度的外加电流直接或经胸壁作用于心脏，使全部或大部分心肌细胞在瞬间同时除极，造成心脏电活动暂时停止，然后由最高自律性起搏点（窦房结）发出冲动，重新主导心脏节律。包括同步电复律（即电复律）和非同步电复律（即电除颤）。

二、适应证

1. 心室颤动/心室扑动。
2. 无脉性室性心动过速（无脉性）。

三、禁忌证

1. 确认或可疑的洋地黄中毒。
2. 伴有窦房结功能不良的室上性心动过速（包括房颤）。
3. 伴高度或完全性房室传导阻滞的房颤、房扑。
4. 尖端扭转型室速或多形性室速伴有低血钾者。

四、操作前准备

（一）操作者准备

1. 解释、签字。

2. 开放静脉通路。

3. 去除义齿，移除患者胸部的金属物件。

4. 体位（仰卧于硬板床）。

5. 皮肤准备（胸前皮肤擦干）。

6. 吸氧、连接心电监护。

7. 必要时麻醉（安定或咪达唑仑）。

（二）装置及物品的准备

包括导电糊和除颤仪。检查除颤仪电极板、开关及能量、同步开关、充电开关、放电开关的性能。

五、操作步骤

1. 打开开关（检测除颤仪）。

2. 电极板均匀涂满导电糊或垫 4～6 层湿盐水纱布。

3. 能量及模式（同步/非同步）选择。

非同步电除颤：室扑、室颤、无脉性室速。

成人：双相波 150～200J、单相波 360J。

1～8 岁儿童：2～4J/kg、双相波最高不超过 10J/kg。

4. 除颤电极板的放置及选择：①负极（STERNUM）电极放于右锁骨中线第 2 肋间，正极（APEX）电极放于左腋中线平第 5 肋间（心尖部）；另外，对于右锁骨下区放置心脏永久性起搏器患者可选择尖后位。尖后位：一个电极板（APEX）放在心尖部，另一个电极板（STERNUM）放在患者背后右肩胛角。②电极板的直径：成人 10～13cm，儿童 8cm，婴儿 4～5cm。③电极板放置注意事项：电极板沿心脏长轴，避开起搏器及胸骨，两电极板间皮肤保持干燥（无水及导电糊），电极板应紧贴患者胸部，不能有空隙，以减少胸壁阻抗。

5. 充电：①APEX 手柄黄色按钮；②面板上"2"号键。

6. 放电：同时按下两个手柄上红色按钮，确保周围人、物品安全。操作后观察除颤仪。①恢复窦性心律，除颤成功，安置患者，整理物品；②未恢复窦性心律，立即行 CPR（5 个循环），第二次除颤。

六、并发症及处理

（一）心律失常

1. 期前收缩（早搏）：发生率最高，与疾病本身和电刺激有关。

2. 室速或室颤：予以静脉注射利多卡因、5% 碳酸氢钠，立即再行电复律或除颤。

3. 缓慢型心律失常：最常见是窦性心动过缓、窦性停搏和房室传导阻滞。多在短时间内消失，持续时间长或症状严重者可静脉注射阿托品 0.5～1mg 或静脉滴注异丙肾上腺素，必要时行临时心脏起搏。

（二）低血压

发生率约为 1%～3%，大部分持续短暂，在数小时内可自动恢复，如果血压持续降低，可静脉滴注升压药物多巴胺。

（三）急性肺水肿

常在电击后 1～3h 内发生，发生率为 0.3%～3%。表现为突发严重的呼吸困难，强迫坐位，患者发绀、大汗、烦躁、咳嗽，咳白色或粉红色泡沫痰。

处理措施：

1. 立即通知医生，给予高流量吸氧，监测生命体征。

2. 患者取端坐位，双下肢下垂，做血流动力学监测。

3. 给予利尿扩管、平喘对症处理，必要时机械通气。

（四）心肌损伤

发生率约为 3%，表现为心电图 ST－T 改变、肌钙蛋白及心肌酶轻度升高，历时数小时或数天。轻者密切观察，严重者予以相应处理。

（五）皮肤烧灼伤

表现为局部红斑或轻度肿胀，保持局部皮肤清洁，避免皮肤摩擦，无须特殊处理即可自行恢复。

（六）体/肺循环栓塞

右心腔栓子脱落后进入肺循环，造成肺栓塞；左心腔栓子脱落后进入体循环，造成相关脏器的栓塞，如脑栓塞、肾动脉栓塞，甚至心梗。

处理措施：

1. 观察患者肢体的运动及血液循环情况。

2. 密切观察患者呼吸频率、节律强弱及临床症状和体征；监测指端血氧饱和度，必要时做血气分析。

3. 一旦发现有栓塞形成，应卧床休息，禁止搬动患者，防止栓子再次脱落，使用抗凝血药物治疗。

体外电除颤考核标准

序号	项目	技术操作要求	分值	扣分
1	职业规范 （5分）	服装、鞋帽整洁	2分	
		洗手、戴口罩	3分	
2	物品准备 （5分）	备齐用物	3分	
		将除颤仪移至病床旁	2分	
3	患者准备 （5分）	去枕平卧位，暴露前胸，开放气道吸氧或辅助呼吸	5分	
4	操作 （50分） （此过程中应固定一人持续胸外按压）	准备： 1. 连接心电监护导联线（避开除颤部位），心电显示为室颤波 2. 电极板涂抹导电糊（或用生理盐水湿纱布）	10分	
		开机	5分	
		分析： 1. 遵医嘱选择同步或非同步除颤方法 2. 选择合适的电功率（单相波360J，双相波200J）	5分	
		充电	5分	
		除颤： 1. 放置正确的电极板部位（右锁骨中线第二肋下和心尖部） 2. 口头安全警告："除颤，所有人离开！" 3. 操作者及周围人避免接触患者及床 4. 放电（电极板与皮肤密切接触，保证导电良好）	15分	
		观察除颤效果（如室颤持续存在，应按30:2进行持续胸外按压5个循环后，若仍为室颤应再次除颤）。	10分	
5	操作后 （5分）	整理除颤仪，记录	5分	
6	急迫性 （10分）	动作迅速，有急救意识	10分	

序号	项目	技术操作要求	分值	扣分
7	连贯性（20分）	操作准确熟练、动作轻巧、层次分明、连贯性好	20分	
总分			100分	

心肺复苏技术
cardiopulmonary
resuscitation technology

一、概　念

心肺复苏(cardiopulmonary resuscitation，CPR)：是由于外伤、疾病、中毒、意外低温、淹溺或电击等各种原因，导致呼吸停止、心搏骤停，必须紧急采取重建和促进心脏、呼吸有效功能恢复的一系列措施。

二、临床意义

1. 通过实施基础生命支持技术，建立患者的循环、呼吸功能。
2. 保证重要脏器的血液供应，尽快促进循环、呼吸功能的恢复。

三、适应证

心脏骤停。

四、禁忌证

无特殊禁忌证。

五、评　估

1. 意识丧失：轻摇或轻拍并大声呼叫无反应。

2. 呼吸停止。

3. 大动脉搏动消失：颈动脉、股动脉搏动消失（5～10s 内评估）。

参考文献

［1］Neumar RW，Shuster M，Callaway CW，et al. Part 1：executive summary：2015 American Heart Association Guidelines Update for Cardiopulmonary Resuscitation and Emergency Cardiovascular Care［J］. Circulation，2015，132（suppl 2）：S315－367.

［2］美国心脏协会. 基础生命支持实施人员手册［M］. 杭州：浙江大学出版社，2016.

［3］沈洪，刘中民. 急诊与灾难医学［M］. 北京：人民卫生出版社，2018.

心肺复苏的操作流程

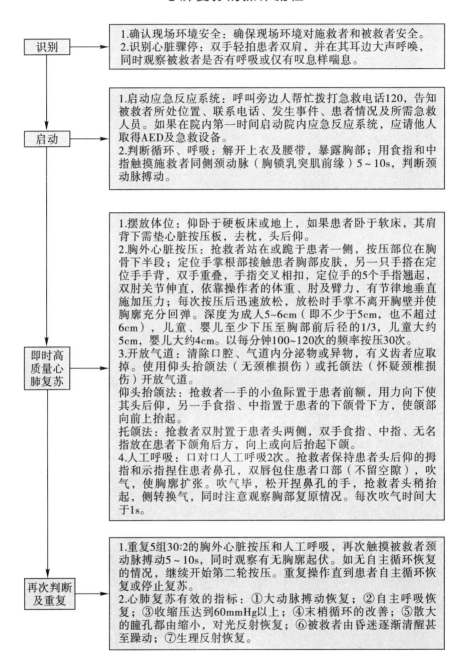

识别

1.确认现场环境安全：确保现场环境对施救者和被救者安全。
2.识别心脏骤停：双手轻拍患者双肩，并在其耳边大声呼唤，同时观察被救者是否有呼吸或仅有叹息样喘息。

启动

1.启动应急反应系统：呼叫旁边人帮忙拨打急救电话120，告知被救者所处位置、联系电话、发生事件、患者情况及所需急救人员。如果在院内第一时间启动院内应急反应系统，应请他人取得AED及急救设备。
2.判断循环、呼吸：解开上衣及腰带，暴露胸部；用食指和中指触摸施救者同侧颈动脉（胸锁乳突肌前缘）5～10s，判断颈动脉搏动。

即时高质量心肺复苏

1.摆放体位：仰卧于硬板床或地上，如果患者卧于软床，其肩背下需垫心脏按压板，去枕，头后仰。
2.胸外心脏按压：抢救者站在或跪于患者一侧，按压部位在胸骨下半段；定位手掌根部接触患者胸部皮肤，另一只手搭在定位手手背，双手重叠，手指交叉相扣，定位手的5个手指翘起，双肘关节伸直，依靠操作者的体重、肘及臂力，有节律地垂直施加压力；每次按压后迅速放松，放松时手掌不离开胸壁并使胸廓充分回弹。深度为成人5~6cm（即不少于5cm，也不超过6cm），儿童、婴儿至少下压至胸部前后径的1/3，儿童大约5cm，婴儿大约4cm。以每分钟100~120次的频率按压30次。
3.开放气道：清除口腔、气道内分泌物或异物，有义齿者应取掉。使用仰头抬颌法（无颈椎损伤）或托颌法（怀疑颈椎损伤）开放气道。
仰头抬颌法：抢救者一手的小鱼际置于患者前额，用力向下使其头后仰，另一手食指、中指置于患者的下颌骨下方，使颌部向前上抬起。
托颌法：抢救者双肘置于患者头两侧，双手食指、中指、无名指放在患者下颌角后方，向上或向后抬起下颌。
4.人工呼吸：口对口人工呼吸2次。抢救者保持患者头后仰的拇指和示指捏住患者鼻孔，双唇包住患者口部（不留空隙），吹气，使胸廓扩张。吹气毕，松开捏鼻孔的手，抢救者头稍抬起，侧转换气，同时注意观察胸部复原情况。每次吹气时间大于1s。

再次判断及重复

1.重复5组30:2的胸外心脏按压和人工呼吸，再次触摸被救者颈动脉搏动5～10s，同时观察有无胸廓起伏。如无自主循环恢复的情况，继续开始第二轮按压。重复操作直到患者自主循环恢复或停止复苏。
2.心肺复苏有效的指标：①大动脉搏动恢复；②自主呼吸恢复；③收缩压达到60mmHg以上；④末梢循环的改善；⑤散大的瞳孔都由缩小，对光反射恢复；⑥被救者由昏迷逐渐清醒甚至躁动；⑦生理反射恢复。

注意事项：

·发现无呼吸或不正常呼吸（喘息样呼吸）或心脏骤停的成人患者，应立即启动应急反应紧急救护系统，立即进行心肺复苏。

·按压部位要准确，用力合适，以防胸骨、肋骨压折。严禁按压胸骨角、剑突下及左右胸部。按压力要适度，过轻达不到效果，过重易造成肋骨骨折、血气胸，甚至肝脾破裂等。按压深度成人 5 ~ 6cm，儿童大约 5cm，婴儿大约 4cm，儿童、婴儿至少达胸部前后径的 1/3，并保证每次按压后胸廓充分回弹。姿势要正确，注意两臂伸直，两肘关节固定不动，双肩位于双手的正上方。为避免心脏按压时呕吐物逆流至气管，患者头部都应适当放低略偏向一侧。

·按压的频率为 100 ~ 120 次/分。

心肺复苏技术考核标准

序号	项目		技术操作要求	分值	扣分
1	仪 表 (3分)		仪表端庄，服装整洁	3分	
2	评估 (15分)		评估环境是否安全	2分	
			判断患者有无意识、呼吸方法正确	3分	
			呼叫急救系统方法正确	2分	
			复苏体位正确(背部垫木板或平卧于地上)	2分	
			立即解开患者衣领、腰带	3分	
			触摸颈动脉方法正确	3分	
3	操作 (70分)	胸外按压 (C)	操作者体位正确	3分	
			定位方法正确	3分	
			按压部位正确(胸骨下半段)	5分	
			按压方法正确(掌根重叠，手指不触及胸壁，手臂与胸骨水平垂直)	5分	
			按压力量适度(胸骨下陷5~6cm)	5分	
			按压频率适度(100~120次/分)，每30次按压15~18s	5分	
			按压有效(指示灯亮)	4分	
			按压与放松比例适当(1:1)	2分	
			大声读出按压次数	3分	
		开放气道 (A)	头偏向一侧	3分	
			清除口、鼻腔分泌物，检查并取下义齿	4分	
			打开气道方法正确(压顶、抬颏)	8分	
		人工呼吸 (B)	捏鼻、抬颏方法正确	5分	
			操作前深吸气，后张口吹气得法	8分	
			吹气有效(胸部起伏，指示灯亮)	4分	
			转头观察胸部方法正确	3分	

续表

序号	项目	技术操作要求	分值	扣分
4	重复检查 (5分)	触摸同侧颈动脉搏动 5～10s，报出检查结果	5分	
5	复位(2分)	恢复体位，整理患者衣裤	2分	
6	评价(5分)	动作连贯、迅速、准确、有效	5分	
总分			100分	

动脉采血技术
arterial blood collection technique

一、概　念

动脉采血技术常用于血气分析检测中，是指对动脉中各种不同类型的气体、酸碱性物质及电解质进行分析的技术。

二、临床意义

主要进行血液气体分析(血气分析常用于呼吸衰竭、酸碱平衡失调的监护，以及机械通气参数调节、疗效分析及预后判断)。

三、适应证

判断患者缺氧和(或)酸碱平衡失调的类型、程度，如有严重的呼吸问题或肺疾病、心力衰竭、肾衰竭，以及未控制的糖尿病判断其酸碱平衡者、严重感染或睡眠障碍患者。

1. 对氧疗、机械通气等患者的治疗效果进行评估。

2. 各种原因造成的意识障碍、心搏或呼吸骤停患者，以及各种手术、创伤导致的呼吸功能障碍患者。

3. 需要对循环功能不全的患者进行评估，如有严重的出血性休克、心排血量过低、心肺复苏术后和心肺流转术之后的患者。

四、禁忌证

无特殊禁忌证。

五、穿刺部位的选择

常选择桡动脉，优点：位置表浅，易于触及，易于暴露、固定，便于操作，患者容易接受，有足够的侧支循环，不易发生局部血肿，同时桡动脉是唯一一条经过二次氧合的动脉血管通路。其次，还可以选择肱动脉、股动脉、足背动脉。

六、Allen 试验

1. 方法：操作者用双手同时按压患者尺动脉、桡动脉，让患者握拳30s，松拳，应观察到患者手掌变白，松开对尺动脉的压迫，观察手掌颜色变化。

2. 结果判断：若患者手掌15s内迅速变红或恢复正常，表明尺动脉和桡动脉间存在良好的侧支循环，可用于动脉穿刺。相反，若15s手掌颜色仍为苍白，表明手掌侧支循环不良，则该侧动脉不适宜穿刺（图1）。

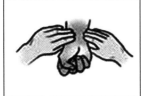	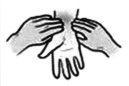	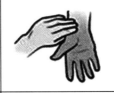
嘱患者握拳，同时按压尺动脉及桡动脉	伸开手指，手掌变苍白	松开压迫尺动脉的手观察手掌颜色恢复时间

若手掌颜色在5~15s之内恢复，提示尺动脉供血良好，该侧桡动脉可用于动脉穿刺。若手掌颜色不能在5~15s之内恢复，提示该侧手掌侧支循环不良，该侧动脉不适宜穿刺。

图1　Allen 试验

七、操作步骤

1. 核对医嘱：患者床号、姓名、检验申请单、条码、采血时间。

2. 患者评估：向患者解释操作的目的、意义，嘱患者静卧 5min，评估患者心理状态、吸氧状况、穿刺部位皮肤及桡动脉搏动情况。

3. 环境评估：环境清洁、温度适宜、光线良好。

4. 物品准备：消毒物品（碘伏或安尔碘或 2% 葡萄糖酸氯己定乙醇溶液等）、采血器具（推荐使用动脉采血器）、手套、无菌纱布、无菌棉签、冷却剂、锐器盒。

5. 自身准备：着装整齐、规范，洗手，戴口罩。

6. 确认有效医嘱，核对检验单，核对床号、姓名、ID 号、检验申请单信息。

7. Allen 试验（在评委手上做并口述过程）：阳性可穿刺，阴性不宜穿刺。

8. 取舒适体位：根据患者病情取平卧位或半卧位，必要时可使用腕枕；让患者手掌向上伸展手臂，腕部外展 30° 绷紧，手指自然放松。

9. 洗手，戴手套。

10. 确定穿刺点：以桡动脉搏动最强处为准，约距腕横纹肌一横指（约 1~2cm），手臂外侧 0.5~1cm 处。

11. 消毒－自然待干：常规消毒患者穿刺部位的皮肤区域，消毒范围大于 5cm×5cm；并对操作者非持针手部的食指消毒 2 次。

12. 合理预设针栓位置：先将动脉采血器针栓推到底，将针栓拉到预设位置 1.6mL。

13. 对操作者非持针手部的食指消毒 2 次（以指腹为中心，圆形消毒至第 1 指关节）。

14. 穿刺采血：

（1）用已消毒食指再次确认穿刺点，在动脉搏动最明显处，并固定于手指下方。

（2）操作中核对医嘱：患者床号、姓名、ID 号、检验申请单。

（3）另一只手用单手以持笔姿势持动脉采血器。

（4）微移定位食指（不离开皮肤），暴露定位点。

（5）与皮肤呈 45°～90°角（针头斜面向上逆血流方向）缓慢刺入，见回血后停止进针。

（6）待动脉血自动充盈采血器至预设位置后拔针。

15. 按压止血：拔针后立即用干燥无菌纱布/棉签按压 5～10min，如果患者正在接受抗凝药物治疗或凝血时间较长，应在穿刺部位保持更长时间的按压，直至止血。

16. 安全防护操作：将针头部分用单手弃至锐器盒。

17. 排气：如果存在气泡，应翻转采血器，以纱布或棉签遮挡采血器上端，缓慢排出气泡。

18. 盖针帽：盖上隔绝空气的圆形针座帽。

19. 进行标本抗凝：颠倒混匀 5 次，掌心搓动 5s。

20. 操作后核对医嘱，记录患者信息，包括姓名、年龄、采集时间、采集者、呼吸支持方式、吸氧浓度、体温。

21. 立即送检，如采血后 20min 内无法完成血气检测将标本置入冷却容器，保持 1℃～4℃ 。

22. 整理床单位、妥善安置患者、告知患者注意事项、分类处理污物用物。

23. 评价：无菌及爱伤观念强，动作轻柔规范，态度和蔼，关心患者，与患者沟通畅通，操作熟练。

八、注意事项

·动脉采血做血气分析时应注意采血时间：洗澡、运动后应休息 30min 后，吸痰应休息 20min 后，氧浓度改变 15min 后，呼吸机调节参数 30min 后，情绪激动或哭闹的患者呼吸平稳 30min 后再采血。

·样本运送注意事项：

（1）样本采集运送过程应避免震摇。

（2）20min 以内完成检测则无须冷却样本。

（3）如样本延迟分析，应将样本在采集后尽快浸入冷却剂中，冷却样本应使用玻璃采血器具，以避免内外气体交换。

（4）样本在 4℃，保存不宜超过 1h。

参考文献

［1］胥小芳，孙红，李春燕，等 .《动脉血气分析临床操作标准共识》要点解读［J］. 中国护理管理，2017，17（9）：1158－1161.

［2］张晓雪，张芝颖，王欣然 .《动脉血气分析临床操作实践标准》采血流程的临床应用研究［J］. 中国护理管理，2019，19（11）：1711－1715.

动脉(桡动脉)采血考核标准

序号	项目	技术操作要求	分值	扣分
1	评估 (8分)	确认有效医嘱,核对检验单,核对床号、姓名、ID号、检验申请单信息	2分	
		患者评估:向患者解释操作的目的、意义,嘱患者静卧5min,评估患者心理状态、吸氧状况、穿刺部位皮肤及桡动脉搏动情况	3分	
		环境评估:环境清洁、温度适宜、光线良好	3分	
2	准备 (5分)	物品准备:物品准备齐全,放置合理,质量及有效期符合要求	3分	
		自身准备:着装整齐、规范,洗手,戴口罩。	2分	
3	操作 (82分)	操作前核对医嘱,核对检验单,核对床号、姓名、ID号,检验申请单信息	3分	
		Allen试验(在评委手上做,并口述过程)	5分	
		取舒适卧位,垫治疗垫,前臂外展30°绷紧,手指自然放松	4分	
		洗手、戴手套	3分	
		确定穿刺点(穿刺点距腕横纹一横指约1~2cm,距手臂外侧0.5~1cm,桡动脉搏动最明显处)	5分	
		正确进行局部皮肤消毒,范围≥5cm,待干	3分	
		合理预设针栓位置:先将动脉采血器针栓推到底,再将针栓拉倒预设位置1.6mL	3分	
		对操作者非持针手食指消毒2次(以指腹为中心,圆形消毒至第1指关节)	3分	
		固定穿刺部位(用已消毒的食指再次确认穿刺点,处于动脉搏动最明显处,并固定于手指下方)	5分	
		操作中核对医嘱、患者床号、姓名、ID号、检验申请单	3分	

序号	项目	技术操作要求	分值	扣分
		再次确认并固定穿刺点 → 持笔姿势针头斜面向上→ 暴露定位点→45°～90°进针见回血后停止→充盈至预设位置后拔针	20分	
		穿刺点局部加压止血 5～10min	5分	
		单手将针头弃于锐器盒,如有气泡应排气	5分	
		盖针帽,进行标本抗凝	5分	
		操作后核对医嘱,在血气分析检验单上注明采血时间、采血者姓名、患者体温、吸氧浓度、呼吸支持方式	5分	
		立即送检,如采血后20min内无法完成血气检测,应将标本置入冷却容器,保持 1℃～4℃(口述)	5分	
4	评价(5分)	无菌及爱伤观念强,动作轻柔规范,态度和蔼,关心患者,与患者沟通畅通,操作熟练	5分	
总分			100分	

注:操作全过程遵守无菌操作原则,体现爱伤观念,必要时保护患者隐私,一处违反扣10分

胸肺部查体
chest and lung physical examination

一、概　念

胸部是指颈部以下和腹部以上的区域。胸廓由 12 个胸椎和 12 对肋骨、锁骨及胸骨组成。其前部较短，背部稍长；胸部检查内容包括胸部的体表标志、胸壁、胸廓与乳房、肺和胸膜、心脏、血管检查等。

二、临床意义

收集详细的具有重要价值的资料和征象，对胸肺部疾病的诊断具有十分重要的意义。

三、方法和要求

方法：视诊、触诊、叩诊和听诊四个部分。

要求：应在合适的温度和光线充足的环境中进行。尽可能暴露全部胸廓。患者视病情或检查需要采取坐位或卧位，全面系统地按视、触、叩、听顺序进行检查。先检查前胸部及两侧胸部，然后再检查背部。

四、操作前准备

1. 物品准备：听诊器、直尺、记号笔。

2. 操作前准备（操作者及被操作者准备内容都已涉及）

（1）穿工作服，戴口罩、帽子，洗手，暖手。

（2）核对患者信息。

（3）向患者或家属解释胸肺部查体的目的、方法、注意事项等，取得患者配合。

（4）根据患者病情，嘱患者取坐位或卧位。

五、操作步骤

（一）胸部视诊

视诊胸廓形态有无异常、胸廓对称性，胸壁皮肤是否完整，以及营养状态、淋巴结和骨髓肌发育的情况，肋骨走行方向，肋间隙宽度，腹上角大小，胸壁静脉有无曲张，有无皮疹、蜘蛛痣、包块、皮下气肿，双侧乳房的形状、对称性、乳头、皮肤是否回缩等，呼吸时有无锁骨上窝、肋间隙、腹上角膨隆或凹陷等，是否存在脊柱畸形。

（二）肺部视诊

呼吸运动：注意频率、节律、深度及两侧是否对称，是否存在呼吸异常或困难。

正常呼吸运动：两侧基本对称，节律均匀而整齐，12～20次/分，呼吸/脉搏＝1:4，男性及儿童多为腹式呼吸，女性为胸式呼吸。

（三）肺部触诊

1. 胸廓扩张度：医生将两手平置于患者胸廓下面的前侧部，两拇指分别沿两侧肋缘指向剑突，拇指尖在前正中线两侧对称部位，指间距约2cm，手掌和其余伸展的手指置于前侧胸壁，嘱患者作深呼吸，观察拇指随胸廓扩张而分离的距离，观察比较两手的动度是否一致，判定呼吸动度是否对称。

2. 语音震颤：医生将两手掌掌面或手掌尺侧缘轻贴在患者胸壁两侧对称位置，不可用力压在胸壁上，以免减弱手掌的敏感性。让患者用同等强度重复发"yi"长音，自上至下，从内到外，两手交替比较两侧对称部位震动感的强弱和对称性。

3. 胸膜摩擦感：嘱患者反复深慢呼吸，医生双手掌或双手掌尺侧缘，对称置于前下胸侧部或腋中线第5、6肋间，轻贴胸壁，感觉有无两层胸膜相互摩擦的感觉。当胸膜被炎症或肿瘤浸润时，脏、壁层胸膜表面不光滑，可触到摩擦感，也可听到摩擦音。

（四）肺部叩诊

1. 叩诊方法：患者取坐位或仰卧位，放松而平静呼吸。

（1）检查前胸时：胸部稍前挺。

（2）检查侧胸壁：举起上臂置于头部。

（3）检查背部时：向前稍低头，双臂交叉抱肘，尽可能使肩胛骨移向外侧方，上半身略向前倾。

间接叩诊法：一手中指的第1、2指节为叩诊板，另一手中指为叩诊锤。

直接叩诊法：手指并拢，指尖叩诊。

2. 叩诊顺序：先前后背、自上而下逐一肋间，左右对比，用力均匀由外向内。注意前胸板指与肋间平行，后背板指与脊椎平行，肩胛骨以下仍与肋间平行。

3. 肺部定界叩诊

（1）肺上界：自斜方肌前缘中央部开始叩诊为清音，移向外侧，变浊时作一记号。再由上述中央部叩向内侧，由清变浊，即为内侧终点。此清音带的宽度即为肺尖宽度，正常肺尖上缘在锁骨上2~3cm，宽约4~6cm，左较右稍宽，右肺尖位置稍低。

（2）肺前界：正常肺前界相当于心脏的绝对浊音界。右肺前界相当于胸骨线的位置，左肺前界相当于胸骨旁线第4到第6肋间隙的位置。

（3）肺下界：一般先叩右侧，后叩左侧。平静呼吸时沿锁骨中线、腋中线、肩胛下角线自上而下叩诊，除右锁骨中线上由清音先变浊音（称肺肝界、即肝上界），再由浊变实音处为肺下界外，其他线上由清音变实音即为该线的肺下界。

正常右肺下界：①在锁骨中线为第6肋间隙；②在腋中线为第8肋间隙；③在肩胛线为第10肋骨。

正常左肺下界：除胸骨旁线、锁骨中线、腋中线下端因受心脏及胃泡区影响不易定位外，其他均与右侧相同。

(4)肺下界移动度：一般在肩胛线自上而下进行。首先活动患者肩关节，找出肩胛下角。在平静呼吸时，于肩胛线上叩出肺下界的位置，嘱患者作深吸气后在屏住呼吸的同时，沿该线继续向下叩诊，当由清音变为浊音时作一记号，即为肩胛线上肺下界的最低点。当患者恢复平静呼吸后，同样先于肩胛线上叩出平静呼吸时的肺下界，再嘱其作深呼气并屏住呼吸，然后再由下向上叩诊，直至浊音变为清音时作一记号，即为肩胛线上肺下界的最高点。最高至最低两点间的距离即为肺下界的移动范围。此移动范围为肺下界移动度。正常人移动范围约 6～8cm，腋中、后线处移动度最大。

(五)肺部听诊

1. 听诊内容：正常呼吸音、异常呼吸音、啰音、语音共振、胸膜摩擦音。

2. 听诊顺序：与叩诊相同(肺尖腋下均需听及)，自上至下逐一肋间，上下、左右对比、由外向内。并应注意体位。

体位：坐位最佳，姿态放松，如只能卧位，应转换体位。作均匀呼吸，必要时咳嗽或作较深的呼吸。注意区别外来杂音干扰(听诊器与皮肤、衣服摩擦及肌颤)。

3. 听诊器持法：注意手指不要按压听诊器胸件膜部，应置于胸件末端。

4. 胸膜摩擦音：方法同胸膜摩擦感，嘱患者反复深漫呼吸，医生持听诊器，轻轻平放于患者前下胸侧部或腋中线第5、6肋间，感觉有无两层胸膜相互摩擦的声音。胸膜摩擦音通常于呼吸两相均可听到，而且十分近耳，一般于吸气末或呼气初较为明显，屏气时即消失。胸膜摩擦音最常听到的部位是前下侧胸壁。

5. 语音共振：语音共振的检查方法与语音震颤基本相同。医生持听诊器，轻轻平放于患者胸壁两侧的对称部位，嘱患者用同等强度重复发"yi"长音，自上而下，双侧对称进行听诊。

六、操作后注意事项

操作完成后，医生应帮助患者恢复体位，整理患者衣物，整理用品。询问患者感受、有无不适。

参考文献

[1] 万学红，卢雪峰. 诊断学 [M]. 9 版. 北京. 人民卫生出版社，2018.

[2] 梁蓉，赵峰，黄亚渝，等. 物理诊断学实践手册 [M]. 西安：第四军医大学出版社，2018.

胸肺部查体考核标准

序号	项目	技术操作要求	分值	扣分
1	职业规范 （5分）	服装、鞋帽整洁	2分	
		洗手，暖手	3分	
2	物品准备 （5分）	备齐用物（听诊器）	3分	
		将用物至病床旁，尽量保证听诊环境安静	2分	
3	患者准备 （5分）	向患者解释查体目的、方法、注意事项，取得配合	3分	
		根据病情采取合适体位	2分	
4	操作 （60分）	胸部视诊（胸廓、胸壁静脉、皮疹、蜘蛛痣等）	10分	
		肺部视诊（呼吸节律、频率、两侧是否对称）	10分	
		肺部触诊（呼吸动度、语音震颤、胸膜摩擦音）	10分	
		肺部叩诊（叩诊手法、顺序）	10分	
		肺部定界叩诊（肺下界叩诊、肝浊音界叩诊）	10分	
		肺部听诊（听诊器持法、听诊顺序、位点、正常/异常呼吸音及啰音的识别）	10分	
5	操作后 （5分）	帮患者恢复体位，整理衣物	3分	
		整理用品	2分	
6	熟练性 （20分）	操作准确熟练、动作轻巧、查体顺序准确、不缺项、连贯性好、人文关怀较好	20分	
	总分		100分	

心脏查体
heart physical examination

一、心脏查体的内容和方法

心脏查体包括视诊、触诊、叩诊及听诊。

（一）视　诊

方法：患者取仰卧位或坐位，检查者视线与搏动点成切线。

内容：

1. 观察是否存在与心脏有关的胸廓畸形，如心前区隆起、鸡胸、漏斗胸等。

2. 观察心尖搏动的位置、强度和范围：正常人心尖搏动位于第5肋间，左锁骨中线内侧 0.5～1.0cm，搏动范围以直径计算为 2.0～2.5cm。观察是否有心尖搏动移位，心尖搏动的强度和范围是否有改变，是否有负性心尖搏动。

3. 观察心前区有无异常搏动：胸骨左缘第3～4肋间搏动为右心室肥大；剑突下搏动见于右心室肥大、腹主动脉瘤；心底部搏动见于肺动脉扩张或肺动脉高压。

（二）触　诊

方法：检查者先用右手全手掌开始检查，置于心前区，然后逐渐缩小到用手掌尺侧或食指、中指指腹并拢同时触诊。

内容包括：

1. 心尖搏动和心前区搏动。

2. 心前区有无震颤(表 1)。

表 1　心前区震颤的临床意义

部位	时相	常见病变
胸骨右缘第 2 肋间	收缩期	主动脉瓣狭窄
胸骨左缘第 2 肋间	收缩期	肺动脉瓣狭窄
胸骨左缘第 3～4 肋间	收缩期	室间隔缺损
胸骨左缘第 2 肋间	连续性	动脉导管未闭
心尖区	舒张期	二尖瓣狭窄
心尖区	收缩期	重度二尖瓣关闭不全

3. 心包摩擦感：可在胸骨左缘第 3、4 肋间触及，心脏收缩期及舒张期均能触知，但以收缩期、坐位前倾或呼气末更为明显，见于急性心包炎患者。

(三)叩　诊

方法：常采用间接叩诊法，受检者取仰卧位或坐位，检查者以左手中指作为叩诊板指，板指与肋间平行(坐位时垂直)。叩诊时，板指平置于心前区拟叩诊的部位，以右手中指借右腕关节的活动均匀叩击板指，并由外向内逐渐移动板指，叩诊音由清音变为浊音来确定心脏相对浊音界(表 2)。

(1)叩诊顺序：先叩左界，再叩右界。由下而上，由外向内。

(2)叩诊内容：心脏相对浊音界。

表 2　正常成人相对心浊音界

右(cm)	肋间	左(cm)
2～3	第 2 肋间	2～3
2～3	第 3 肋间	3.5～4.5
3～4	第 4 肋间	5～6
	第 5 肋间	7～9

（3）心浊音界改变的临床意义：心脏移位、房室增大、心包积液（表3）。

表3　心浊音界改变的心脏因素

因素	心浊音界
左心室增大	心界向左下增大（靴形心）
右心室增大	心界向左右增大，向左显著，但不向下增大
左、右心室增大	心界向左右增大，且左界向左下增大（普大型）
左心房增大或合并肺动脉段扩大	胸骨左缘第2、3肋间心界增大，心腰饱满（梨形心）
心包积液	心界向两侧增大且随体位改变，坐位烧瓶形

（四）听　诊

方法：心脏听诊检查时，环境安静，受检者一般取仰卧位或坐位，或根据需要可改变体位，作深呼吸，或作适当运动，检查者注意力要集中，听诊过程应认真、仔细、规范有序。心脏听诊根据需要可分别采用膜型胸件和钟形胸件听诊，频率较高的杂音采用膜型胸件较为清楚，听诊时胸件紧贴胸壁；而低频杂音采用钟形胸件较为清楚，听诊时胸件轻贴胸壁不要重压。

1. 心脏瓣膜听诊区

二尖瓣区：位于心尖搏动最强点，多在左侧第5肋间锁骨中线内侧。

主动脉瓣区：在胸骨右缘第2肋间。

主动脉瓣区第二听诊区：在胸骨左缘第3肋间，又称Erb区。

肺动脉瓣区：在胸骨左缘第2肋间。

三尖瓣区：在胸骨下端左缘，即胸骨左缘第4、5肋间。

2. 听诊顺序：通常从心尖区开始按逆时针方向依次进行。即心尖区、肺动脉瓣区、主动脉瓣区、主动脉瓣区第二听诊区、三尖瓣区。

3. 听诊内容：包括心率、心律、心音、额外心音、心脏杂音和心包摩擦音。

心率：正常成人在安静、清醒的情况下心率范围为 60～100 次/分。

心律：心脏跳动节律是否整齐。常见的心律失常有窦性心律失常、期前收缩和心房颤动。

心房颤动：心律绝对不规则，第一心音强弱不等，心率快于脉率(脉搏短绌)。

心音：心音强度和性质是否有改变，是否存在心音分裂。正常心音有 S1 和 S2；S3，健康儿童及青少年可及；S4 为病理性心音，高血压、肥厚性心肌病可闻及。

额外心音：是否存在舒张期额外心音(包括奔马律、开瓣音、心包叩击音、肿瘤扑落音等)；是否存在收缩期额外心音(包括收缩早期喷射音、收缩中晚期喀喇音、医源性额外音等)。

心脏杂音：包括是否有心脏杂音、杂音最响部位、性质，以及持续时间(收缩期、舒张期、连续性杂音)，强度，是否有传导，是否与体位变化有关系等。

4. 杂音的临床意义

(1)收缩期杂音的临床意义

①二尖瓣区

功能性：常见于运动、发热、贫血、妊娠、甲亢。特点：柔和、吹风样、短促、2/6 级以下、局限。

相对性：左室扩大引起相对关闭不全。见于高血压心脏病、冠心病、贫血性心脏病、扩张型心肌病。

器质性：风湿性二尖瓣关闭不全、二尖瓣脱垂。特点：粗糙、吹风样、高调、全收缩期、3/6 级以上、向左腋下传导。

②主动脉瓣区

器质性：主动脉瓣狭窄。特点：主动脉瓣区第二心音减弱、喷射性、响亮、粗糙，常有震颤、向颈部传导。

相对性：升主动脉扩张，如高血压、动脉粥样硬化。特点：主动脉瓣区第二心音增强、杂音柔和。

③肺动脉瓣区

生理性：多见于儿童及青少年。特点：柔和、吹风样、短促、2/6 级以下。

相对性：肺淤血增多或肺动脉高压引起肺动脉扩张产生肺动脉瓣相对性狭窄。见于房间隔缺损（ASD）和二尖瓣狭窄。

器质性：肺动脉瓣狭窄。特点：肺动脉瓣区第二心音减弱、喷射性、响亮、粗糙、常有震颤。

④三尖瓣区

相对性：右室扩大引起三尖瓣相对关闭不全。特点：柔和、吹风样、短促、3/6 级以下，吸气时增强，右室扩大时杂音可移向心尖。

器质性：极少见。

⑤胸骨左缘 3、4 肋间：室间隔缺损（VSD）、肥厚型梗阻性心肌病（HOCM）。

（2）舒张期杂音的临床意义

①二尖瓣区

器质性：二尖瓣狭窄。S1 亢进、心尖区舒张中晚期隆隆样杂音、递增型、震颤。

相对性：重度主动脉瓣关闭不全（Austin Flint 杂音）。

②主动脉瓣区：各种原因导致的主动脉瓣关闭不全。舒张早期、递减型、叹气样、向胸骨左缘及心尖传导。坐位前倾、主动脉瓣第二听诊区最清楚。

③肺动脉瓣区

相对性：肺动脉扩张。肺动脉瓣区第二心音亢进、递减型、吹风样、柔和，称 Graham Steel 杂音，见于二尖瓣狭窄伴肺动脉高压。

器质性：极少。

④三尖瓣区：胸骨左缘第 4、5 肋间隆隆样杂音，为三尖瓣狭窄。

（3）连续性杂音的临床意义

动脉导管未闭：胸骨左缘第 2 肋间，机器样杂音，伴震颤。

5. 心包摩擦音：在心前区或胸骨左缘第 3、4 肋间最响亮，坐位前倾或呼气末更明显。

二、心脏查体的临床意义

1. 心脏体格检查可以帮助判断心脏的大小、位置、功能，以及瓣膜关闭开合的状态和心腔内的血流情况。

2. 心脏体格检查有利于发现心脏异常、诊断心脏疾病，是心脏检查必须完成的内容。

三、操作前准备

1. 用品准备：听诊器、直尺（精确到毫米）、体表标记笔（蓝色或黑色）。

2. 受检者准备：向受检者说明即将进行心脏查体，取得配合，采用卧位或坐位。

3. 环境条件：安静、温暖、明亮、避风。

四、操作步骤

1. 心脏视诊：充分暴露胸部，检查者观察视线与心前区呈切线方向观察，视诊有无心前区隆起与凹陷、心前区异常搏动及心尖搏动。

2. 心脏触诊：检查者先用手掌再用 1 个或 2 个手指指腹触诊心尖搏动，以确定心尖搏动的准确位置和范围，并验证视诊检查结果。用手掌或小鱼际分别触诊心底部和胸骨左缘第 3、4、5 肋间隙等心前区，触诊心尖搏动及心前区搏动、震颤和心包摩擦感。

3. 心脏叩诊：以间接叩诊法叩出心脏的相对浊音界。叩诊板指与肋间平行，先左后右，从下而上，自外而内，采取轻叩诊法进行。先叩心脏左界，从心尖搏动最强点外 2～3cm 处开始，沿肋间由外向内，叩诊音由清变浊时翻转板指，在板指中点相应的胸壁处作一标记。如此自下而上，叩至第 2 肋间，分别标记。再叩心脏右界，先沿右锁骨中线自上而下叩出肝浊音上界，再上移一个肋间，类似与左侧心界，自下而上由外向内，叩出浊音界并做标记直到第 2 肋间。用直尺测量左锁骨中线与前正中线的垂直距离、左右相对浊音界各标记点距前正中线的垂直距离并记录。必要时可比较坐位、卧位时心浊音界的变化。

4. 心脏听诊：选用合适的听诊器于心尖部二尖瓣听诊区、胸骨左缘第 2 肋间隙肺动脉瓣听诊区、胸骨右缘第 2 肋间隙主动脉瓣听诊区、胸骨左缘第 3、4 肋间隙主动脉瓣第二听诊区、胸骨左缘第 4、5 肋间隙或胸骨体下端稍偏右三尖瓣听诊区，各瓣膜区听诊约 15s，注意听诊心率、心律、心音、杂音和心包摩擦音。如闻及杂音，注意心脏杂音最响部位，出现时期、性质、传导方向、强度及音调，以及杂音与体位、呼吸及运动的关系等。

五、注意事项

·触诊时检查者手掌应保持温热，听诊时注意听诊器胸件不能过凉，以免肌束收缩颤抖影响检查结果。

·注意听诊的顺序，以防漏听。

·叩诊检查左手中指作板指，平贴肋间隙（如果是坐位，则需要垂直于肋间隙）；右手中指指端作叩指锤，叩击板指第 2 指节前端；叩诊时应以腕、掌关节的活动为主；叩击动作灵活，力量要合适，心脏叩诊为轻叩；每次叩击二三下，在同一部位可叩打二三次。

·听诊检查时不可隔着衣服听诊，可嘱咐患者微张口均匀呼吸，注意力集中，要摒除呼吸的干扰，必要时可嘱受检者屏住呼吸配合听诊。

参考文献

[1]万学红，卢雪峰．诊断学[M]．9 版．北京：人民卫生出版社，2018.

心脏查体考核标准

序号	项目	技术操作要求	分值	扣分
1	职业规范 (5分)	服装、鞋帽整洁	2分	
		洗手，暖手	3分	
2	物品准备 (5分)	备齐用物(听诊器)	3分	
		将用物移至病床旁	2分	
3	患者准备 (5分)	向患者解释查体目的、方法、注意事项，取得配合	3分	
		根据病情采取合适体位	2分	
4	操作 (60分)	视诊(心前区有无隆起、凹陷及异常搏动，心尖搏动位置等)	15分	
		触诊(心尖搏动的位置，有无震颤及心包摩擦感，手法部位正确)	15分	
		叩诊(叩诊手法、位置、顺序)	15分	
		听诊(听诊器持法，听诊顺序、位点)	15分	
5	操作后 (5分)	帮助患者恢复体位，整理衣物	3分	
		整理用品	2分	
6	熟练性 (20分)	操作准确熟练，动作轻巧，查体顺序准确、不缺项、连贯性好、人文关怀较好	20分	
		总分	100分	

腹部查体
abdominal examination

腹部检查是体格检查的重要组成部分，是诊断疾病非常重要的方法。腹部检查应采用视诊、触诊、叩诊、听诊四种方法，尤以触诊最为重要，触诊中又以脏器触诊较难掌握，为了避免触诊引起胃肠蠕动增加，使肠鸣音发生变化，腹部检查的顺序为视、听、触、叩，但记录时为了统一格式仍按视、触、叩、听的顺序。

一、腹部的体表标志及分区

（一）体表标志

包括肋弓下缘、剑突、腹上角（胸骨下角）、脐、髂前上棘、腹直肌外缘、腹中线（腹白线）、腹股沟韧带、耻骨联合和肋脊角等（图1）。

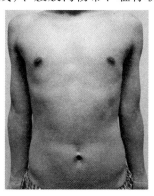

图1 腹部前面体表标志

（二）腹部分区

目前常用的有四区分法、九区分法。

1. 九区分法：由两侧肋弓下缘和两侧髂前上棘连线为两条水平线，左、右髂前上棘至腹中线连线的中点画两条垂直线。四线相交将腹部分为左右上腹部（季肋部）、左右侧腹部（腰部）、左右下腹部（髂窝部）及上腹部、中腹部（脐部）和下腹部九个区域（图2）。

2. 四区分法：通过脐划一水平线与一垂直线，两线相交，将腹部分为四区，即右上腹、右下腹、左上腹和左下腹（图3）。

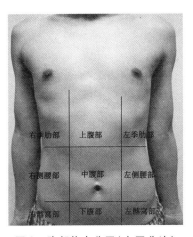

图2　腹部体表分区（九区分法）

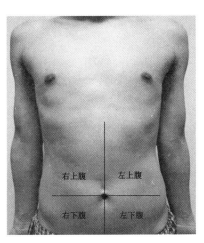

图3　腹部体表分区（四区分法）

二、腹部视诊

（一）检查方法

1. 患者取低枕仰卧位，两手自然置于身体两侧，充分暴露全腹（上自剑突，下至耻骨联合），其他部分适当遮盖，避免暴露时间过长引起不适。

2. 医生站立于患者右侧，按一定顺序自上而下准确、全面地观察腹部。

3. 光线充足而柔和，从前侧方射入视野，有利于观察腹部表面的器官轮廓、肿块、胃肠型和蠕动波等。

（二）注意事项

·检查腹部时，不要急于触诊而忽略视诊。

·进行腹部视诊前，嘱患者排空膀胱。

（三）视诊内容

1. 观察腹部外形是否对称，有无膨隆或凹陷，必要时测量腹围。

外形：正常人平卧时前腹面大致处于肋缘至耻骨联合连线水平或略低，称为腹部平坦。明显高于该水平面称为腹部膨隆，明显低于该水平面称为腹部凹陷。全腹膨隆见于腹腔积液、积气、胃肠胀气、腹腔巨大肿块等。局部膨隆见于脏器肿大、肿瘤、炎性肿块、腹壁肿物和疝等。全腹凹陷见于消瘦、脱水、恶病质。

腹围测量：排尿后平卧，用软尺经脐绕腹一周，测得周长即为腹围。

2. 观察腹式呼吸运动有无增强或减弱。

腹式呼吸运动减弱见于腹膜炎症、腹水、急性腹痛、腹腔内巨大肿物或妊娠；腹式呼吸运动消失见于胃肠穿孔等所致急性腹膜炎或膈肌麻痹。腹式呼吸增强不多见，常为癔症性呼吸或胸腔疾病（大量积液等）。

3. 观察腹壁静脉有无充盈或曲张，并判断静脉血流方向。

（1）检查方法：①患者取仰卧位；②选择一段没有分支的腹壁静脉，用一手食指和中指并拢用指腹压在静脉上，然后一指紧压不动，另一指紧压静脉向外滑动，挤出该段静脉内血液，至一定距离（3～5cm）后抬起该手指，看静脉是否迅速充盈，帮助判断血流方向。

（2）异常静脉血流方向：门脉高压时，血流方向以脐为中心向四周伸展，俗称"海蛇头"（图4）；上腔静脉阻塞时上腹壁和胸壁浅静脉血流方向向下；下腔静脉阻塞时腹壁两侧及脐下腹壁浅静脉血流方向向上（图5）。

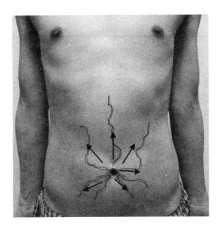

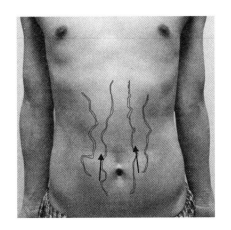

图 4 门静脉高压时腹壁
浅静脉血流分布和方向

图 5 下腔静脉阻塞时腹壁
浅静脉血流分布和方向

4. 观察有无胃肠型和蠕动波：胃肠道梗阻时，梗阻近端的胃或肠段扩张而隆起，可呈现胃肠的轮廓，称为胃型或肠型，同时伴有该部位的蠕动增强，可以看到蠕动波。

5. 腹壁其他情况：观察腹部皮肤颜色和完整性、有无皮疹、色素、腹纹、瘢痕、疝等。

三、腹部听诊

（一）检查方法

1. 患者排空膀胱，取仰卧位，双下肢屈曲，平静呼吸。医生站在患者右侧。

2. 医生将听诊器紧贴于腹壁，仔细听诊每个分区，尤其注意上腹部、脐部、右下腹部及肝、脾各区。

（二）听诊内容

1. 肠鸣音：一般在脐周进行听诊，听诊至少 1min，正常为每分钟 4~5 次，异常肠鸣音特点及临床意义见表 1。

表 1　异常肠鸣音特点及临床意义

肠鸣音	特点	临床意义
亢进	次数多，每分钟 10 次以上，肠鸣音响亮，高亢甚至呈金属调	见于机械性肠梗阻
活跃	每分钟 l0 次以上，音调不特别高亢，一阵快速的隆隆声，	见于急性胃肠炎、服用泻剂或胃肠道大出血
减弱	明显减少，数分钟一次，声音较弱	见于老年性便秘、腹膜炎、低血钾
消失	持续 3～5min 未听到	见于急性腹膜炎或麻痹性肠梗阻

2. 血管杂音

动脉血管杂音：腹中部的收缩期杂音见于腹主动脉瘤或腹主动脉狭窄；左、右上腹的收缩期杂音见于相应部位的肾动脉狭窄；下腹两侧的收缩期杂音考虑髂动脉狭窄。

静脉血管杂音：常出现于脐周或上腹部的连续潺潺声，常见于门脉高压。

3. 摩擦音：在脾梗死、脾周围炎、肝周围炎或胆囊炎累及局部腹膜等情况下，可在深呼吸时，于各相应部位听到摩擦音，严重时可触及摩擦感。腹膜纤维渗出性炎症时，亦可在腹壁听到摩擦音。

4. 搔弹音：在腹部听诊搔弹音的改变可协助测定肝下缘和微量腹水。

四、腹部触诊

（一）检查方法

1. 检查时被检查者宜低枕平卧，双下肢屈曲并稍分开，两手自然放于躯干两侧，腹肌放松，作深而均匀的腹式呼吸。

2. 检查者站于被检查者右侧，面向被检查者，右前臂与被检查者腹部在同一平面，手要温暖，全手掌放于腹部，自左下腹开始逆时针方向检查，动作要轻柔，可边检查边交谈，分散被检查者的注意力以减少腹肌紧张，注意被检查者面部表情，原则上先触诊未诉的疼痛部位。

3. 检查肝脏、脾脏时也可取左、右侧卧位，检查肾脏时也可取坐位或立位。

（二）检查内容

1. 腹壁紧张度：触诊腹壁紧张度有无增强、减弱。自左下腹部开始触诊全腹部，注意最后触诊有病变的部位。

2. 压痛和反跳痛

（1）局部压痛：医生用右手食指、中指由浅入深按压，观察患者是否有痛苦表情或疼痛，正常腹部触压时没有疼痛感。压痛来自腹壁或腹腔内病变，对病变部位具有提示作用。

（2）反跳痛：腹部触诊出现压痛时，手指于原处稍停片刻，使压痛感趋于稳定，然后迅速将手抬起，如果被检查者感觉腹痛骤然加重，并伴有痛苦表情或呻吟，称为反跳痛，是腹膜壁层受炎症累及的征象，见于腹内脏器病变累及邻近腹膜。腹膜炎时患者可同时出现压痛、反跳痛和腹肌紧张，称为"腹膜炎三联征"。

（3）腹腔脏器触诊

①肝脏触诊：触诊肝脏时，可采用单手触诊法、双手触诊法和钩指触诊法。

单手触诊法：右手四指并拢，掌指关节伸直，食指和中指末端与肋缘平行放置在脐右侧，自右髂前上棘水平开始逐渐向上触诊，被检查者呼气时手指压向腹壁深部，再次吸气时手指向上向前迎触下移的肝缘。如果没有触到肝脏则手指上移，重复刚才的动作。如此反复，直到触到肝脏或肋缘（图6）。

双手触诊法：用左手托住患者右腰部，大拇指张开，置于季肋上，右手行触诊，其方法同上（图7）。

钩指触诊法：适用于儿童或腹壁薄软者。医生站在患者右肩旁，面向其足部，将双手置于其右前胸下部，双手2~5指并排屈曲呈钩状，嘱患者深呼吸，医生随其深吸气而进一步屈曲指关节，使指腹容易触及肝下缘。

除了触诊右侧肋下外，还要在剑突下进行触诊（自脐平面开始逐渐向上，触诊肝脏左叶）。

注意：以食指的外侧接触肝脏；不要把腹直肌和肾脏误为肝脏；手指上抬速度要慢于吸气速度。触到肝脏后注意其大小、硬度、表面情况、压痛、边缘情况、搏动、摩擦感、震颤等。

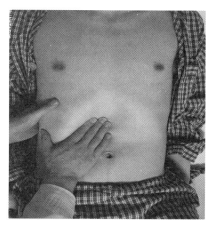

图 6　肝脏单手触诊法

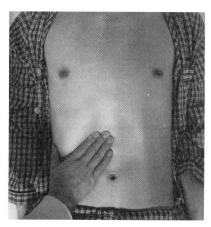

图 7　肝脏双手触诊法

②脾脏触诊：触诊脾脏时，常采用双手触诊法，也可采用钩指触诊法，脾脏明显增大时，单手触诊稍用力即可触到。

仰卧位触诊：用于检查增大而位置较深的脾脏，患者仰卧位，双下肢屈曲，检查者站在患者的右侧，左手绕过患者腹部，从后（约第 7~10 肋处）向前肋缘加压；右手平放于腹部（与肋弓方向垂直），自脐平面开始，与呼吸配合，逐渐触向肋弓（图 8）。

右侧卧位触诊：用于检查轻度增大而仰卧位不易触到的脾脏，患者取右侧卧位，右下肢伸直，左下肢屈曲，检查者站在患者的右侧，触诊同前（图 9）。

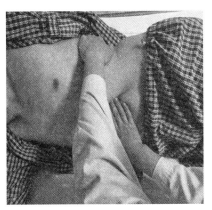

图 8　脾脏触诊法（仰卧位）图

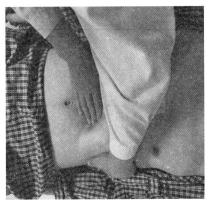

图 9　脾脏触诊法（右侧卧位）

触诊内容：触到脾脏后要注意其大小、形态、硬度、表面情况、压痛、摩擦感等。

脾大的测量法：脾大时应测量 3 条线判断其大小（图 10、表 2、表 3）。

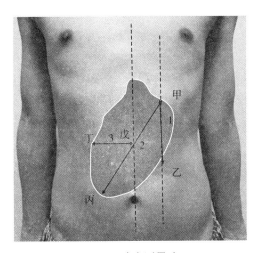

图 10　脾大测量法

表2 脾大的测量线及评价

测量线	评价
第1线(甲乙线)	左锁骨中线与左侧肋缘交点至脾脏下缘之间的距离
第2线(甲丙线)	左锁骨中线与左侧肋缘交点至脾脏最远点之间的距离
第3线(丁戊线)	脾右缘至前正中线的最大距离(脾右缘超过前正中线以"+"表示,未超过以"−"表示)

表3 脾大的分度及临床意义

分度	标准	临床意义
轻度	深吸气时脾下缘不超过肋下2cm	急性和慢性肝炎、伤寒、细菌性心内膜炎、粟粒性结核、急性疟疾、败血症
中度	深吸气时脾下缘超过肋下2cm,但不超过脐水平	肝硬化、慢性淋巴细胞白血病、慢性溶血性黄疸、淋巴瘤等
重度	深吸气时脾下缘超过脐水平或前正中线	慢性粒细胞白血病、黑热病、慢性疟疾、骨髓纤维化

③胆囊触诊:常用的触诊方法有单手滑行触诊和勾指触诊法,当胆囊增大未超过肋下不能触及时,可采用 Murphy 征检查方法检查胆囊。检查者左手掌平放于右肋下部,拇指放在腹直肌外缘和肋弓交界处,余四指与肋骨垂直交叉,拇指指腹勾压于右肋弓下,让被检查者缓慢深吸气,发炎的胆囊碰到拇指,出现剧烈疼痛,患者突然终止呼吸,表情痛苦,称为 Murphy 征阳性(图11),见于胆囊炎。

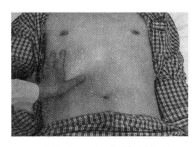

图11 Murphy 征检查方法

④肾脏触诊：一般采用双手触诊法，也可采用单手触诊法，如果患者卧位时未触及肾脏可采用站立位触诊。

患者取仰卧位，双下肢屈曲，并作深呼吸。医生立于患者右侧，以左手掌托起其右腰部，右手掌平放在右上腹部，手指方向大致平行于右肋缘进行深部触诊右肾，于患者吸气时双手适当用力触诊肾脏，如触及光滑钝圆的脏器，可能为肾下极。如能在双手间触及更大部分，则略能感到其蚕豆状外形，且患者常有酸痛或类似恶心的不适感；触诊左肾时，医生左手越过患者腹部托住左腰部，右手掌横置于患者的左上腹部触诊左肾。

如患者腹壁较厚或触诊不协调，以致右手难以压向后腹壁时，可采用以下方法：患者吸气时，用左手向前冲击后腰部，如肾下移至两手之间时，则右手有被顶推的感觉；与此相反，也可用右手向左手方向作冲击动作，左手也可有同样的感觉而触及肾脏。

⑤膀胱触诊：膀胱触诊多采用单手触诊法。正常膀胱空虚时位于盆腔内，不易触及。当膀胱增大，超出耻骨联合上缘时才能触及。

⑥胰腺触诊：胰腺位于腹膜后，位置深而柔软，故不能触及。在上腹部相当于第1、2腰椎处，胰头及胰颈约于中线偏右，而胰体、胰尾在中线左侧。

（4）腹部肿块

①正常腹腔可能触到的脏器：腹直肌肌腹及腱划、第1~4腰椎、骶骨岬、乙状结肠、横结肠、盲肠、右肾下极、肝下缘、腹主动脉、充盈的膀胱、妊娠子宫等。

②触及包块时应注意其位置、大小、形态、质地、压痛、移动度、搏动，以及与腹壁的关系。

③腹壁肿物与腹腔内肿物之鉴别：嘱被检查者仰卧抬头，使腹壁肌肉紧张，如肿块更加明显，说明在腹壁上，反之不明显或消失，说明肿块在腹腔内。

（5）液波震颤：被检查者平卧，医生以一手掌面贴于患者一侧腹壁，另一手四指并拢屈曲，用指端叩击对侧腹壁，贴于腹壁的手掌随叩击有被液体波动冲击的感觉，见于大量腹水，腹水量常在3000～4000mL以上。为防止震动波沿腹壁传导出现假阳性，可嘱患者(或第三人)用手掌尺侧缘轻压在脐部(图12)。

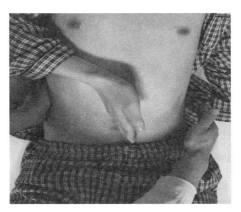

图12　液波震颤检查

(6)振水音：检查时被检查者仰卧，医生以一耳凑近上腹部，同时以冲击触诊法震动上腹部，即可听到气液撞击的声音，为振水音。也可用听诊器进行听诊。正常人见于餐后或饮多量液体时可出现振水音。如果清晨空腹或餐后6～8h以上仍有此音则提示幽门梗阻或胃扩张。

五、腹部叩诊

(一)检查方法

一般采用间接叩诊法，在四分区内，从左下腹部开始，按逆时针方法叩诊整个腹部；叩诊时应熟知各个脏器的大体定位；最后叩诊腹部疼痛区域；叩诊时不仅要注意触痛明显的部位，也要注意浊音、鼓音和实音的位置。

(二)叩诊内容

1. 检查腹部叩诊音的变化：正常情况下腹部叩诊以鼓音为主。鼓音区缩小见于肝脾极度增大、腹腔内肿瘤、大量腹水；鼓音区扩大见于胃肠高度胀气、胃肠穿孔。

2. 检查腹腔脏器大小与位置

（1）肝脏叩诊：①右锁骨中线、右腋中线和右肩胛线上叩诊肝上界，由肺部向腹部叩诊。当清音转为浊音时，即为肝上界（肝脏相对浊音界），再向下叩诊 1～2 肋间，浊音变为实音，则为肝脏绝对浊音界（肺下界）；②由腹部鼓音区沿右锁骨中线或前正中线向上叩诊，由鼓音变为浊音，即为肝下界。③肝区叩击痛，医生的左手掌置于右前胸下部，右手握拳叩击左手背而引起的疼痛。

（2）胆囊叩诊：胆囊被肝脏遮盖，不能用叩诊方法检查其大小，仅能检查胆囊区有无叩击痛，胆囊区叩击痛为胆囊炎的重要体征。

（3）脾脏叩诊：患者取右侧卧位，双下肢屈曲，医生站在患者右侧，采用间接叩诊法于左腋中线自上而下叩诊，叩出脾前界，脾浊音区位于 9～11 肋间范围内，其度约为 4～7cm，前方不超过腋前线，脾浊音界扩大的意义同触诊。脾界缩小见于左侧气胸、胃扩张、肠胀气等。

（4）胃泡鼓音区叩诊：患者取仰卧位，医生在其左前胸下部肋缘以上进行叩诊，胃泡鼓音区约呈半圆形，其上界为膈、肺下缘，下界为肋弓，左界为脾脏，右界为肝左缘。胃泡鼓音区缩小或消失常见于中度及重度脾大、左侧胸腔积液、心包积液、肝左叶增大，也见于急性胃扩张或溺水者。

（5）肾区（肋脊角）：叩击痛检查时被检查者采取坐位或侧卧位，医生用左手掌平放在其肋脊角处，右手握拳用由轻到中等的力量叩击左手背。正常无叩击痛，叩击痛阳性见于肾炎、肾盂肾炎、肾结石、肾结核、肾周围炎。

（6）膀胱叩诊：用来判断膀胱的膨胀程度，在耻骨联合上方由上而下进行叩诊。膀胱虚空时该部位叩诊呈鼓音，膀胱充盈时该区叩诊呈圆形浊音区。

（三）腹部移动性浊音检查

患者取仰卧位，双腿屈曲，由脐部开始向左侧叩诊，直到出现浊音，叩诊板指不动，嘱被检查者右侧卧位，再次叩诊变为鼓音即为移动性浊音阳性。为避免腹腔内脏器或包块移动造成移动性浊音的假象，可在右侧卧位的情况下，向右叩诊直至再次出现浊音，然后嘱患者左侧卧位，叩诊板指不动，再次叩诊该部位转为鼓音，向右侧继续叩诊均呈鼓音，则确定为移动性浊音阳性。临床意义为腹腔存在游离液体，且液体量超过 1000mL（图 13～14）。

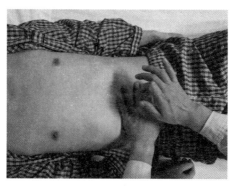

图13　移动性浊音检查(仰卧位)

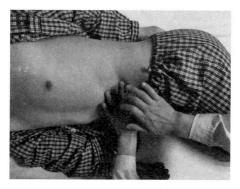

图14　移动性浊音检查(右侧卧位)

参考文献

[1]陈文彬，潘祥林．诊断学[M]．7 版．北京：人民卫生出版社，2010．

[2]刘原，曾学军．临床技能培训与实践[M]．北京：人民卫生出版社，2015．

腹部查体考核标准

序号	项目	技术操作要求	分值	扣分
1	职业规范 (5分)	服装、鞋帽整洁	2分	
		洗手，暖手	3分	
2	物品准备 (5分)	备齐用物(听诊器)	3分	
		将用物移至病床旁	2分	
	患者准备 (5分)	向患者解释查体目的、方法、注意事项，取得配合	3分	
		根据病情采取合适体位	2分	
3	操作 (边做边叙述) (60分)	视诊(腹部外形，呼吸运动，胸壁静脉有无曲张，胃肠型和蠕动波，皮疹、蜘蛛痣等)	10分	
		触诊(嘱患者双腿屈曲，张口腹式呼吸；肝脏、脾脏、胆囊、肾脏的触诊，Murphy征的检查)	20分	
		叩诊(叩诊手法、顺序；肝脏、脾脏、膀胱的叩诊，移动性浊音)	20分	
		听诊(听诊器持法，肠鸣音 >1min)	10分	
4	操作后 (5分)	帮患者恢复体位，整理衣物	3分	
		整理用品	2分	
5	熟练性 (20分)	操作准确熟练、动作轻巧、查体顺序准确、不缺项、连贯性好、人文关怀较好	20分	
		总分	100分	

神经系统查体
neurologic examination

一、概　念

神经系统是机体内对生理功能活动的调节起主导作用的系统，分为中枢神经系统和周围神经系统两大部分，前者包括脑和脊髓，后者包括脑神经和脊神经。

二、目　的

评估神经系统是否有损伤以及损伤的部位、程度和范围，为神经系统疾病的定位诊断提供可靠依据。

三、操作前准备

1. 物品准备：检眼镜、手电筒、大头针、棉签、音叉、叩诊锤。

2. 检查者准备：穿工作服、戴口罩、剪指甲（必要时）、洗手、暖手；核对患者信息。

3. 患者准备：向患者解释检查的目的与意义，取得患者理解与合作，并根据病情和检查需要取合适体位。

4. 环境准备：在温暖、安静和光线充足的环境中进行。

四、方法和要求

方法：分为一般检查、脑神经、运动系统、感觉系统、神经反射及自主神经检查等六个部分。

要求：检查者应本着耐心、细致和严谨的态度。视患者病情或检查需要采取仰卧位或坐位，检查过程中既要全面又要根据病情抓重点。对急危重症尤其是意识障碍的患者应在问诊和检查的同时积极抢救，待病情平稳后再补充问诊和检查内容。

五、操作步骤

（一）一般检查

1. 意识状态：通过检查患者对疼痛刺激反应、唤醒反应、无意识自发动作、腱反射、对光反射，以及生命体征的稳定性来综合评估意识状态。意识障碍分为意识水平的下降和意识内容的改变，前者包括嗜睡、昏睡、浅昏迷、中昏迷和深昏迷（表1），后者主要表现有意识模糊和谵妄等。

表1　不同意识障碍的表现

分级	对疼痛反应	唤醒反应	无意识自发动作	腱反射	对光反射	生命体征
嗜睡	+（明显）	+（呼唤）	+	+	+	平稳
昏睡	+（迟钝）	+（大声呼唤）	+	+	+	平稳
浅昏迷	+	−	可有	+	+	无变化
中昏迷	重刺激可有	−	很少	−	迟钝	轻度变化
深昏迷	−	−	−	−	−	显著变化

2. 精神状态：观察患者衣着是否整洁，主动和被动接触是否良好，对疾病的自知力是否存在，有无错觉、幻觉、妄想、逻辑思维混乱等表现。

3. 认知功能：包括定向力、记忆力、计算力、情感、知识水平、判断力、抽象思维等方面。

（1）定向力：检查患者对时间、地点、人物的定向是否准确。

（2）记忆力：检查患者能否说出其生日、结婚日等重要纪念日，能否准确回忆往事等（远期记忆）；以及能否叙述当天经历的事情，能否复述检查者刚读完的物品名称或简单句子等（近事记忆）。

（3）计算力：让患者计算 100 − 7 = ?，然后再减 7，连续减 5 次。

（4）理解力和判断力：列举一些常识性问题，考察患者能否理解，让患者判断是否正确等。

（5）情感反应：观察患者有无欣快、淡漠、焦虑、抑郁以及幻觉、妄想等表现。

4. 语言：即失语的检查，包括以下内容，即自发谈话、复述、口语理解、命名、阅读等方面，目的是检查患者有无语言表达和理解的受损或丧失，要求患者意识清楚，定向力和判断力无障碍，无听觉、视觉或口咽部运动功能受损等影响结果的因素。

（1）自发语言：嘱患者陈述某个事情的经过，注意是否流利，语调和发音有否障碍，语法结构、短语的运用是否正确，有无错语，有无找词困难，能否有效表达意思等。

（2）复述：嘱患者复述检查者说的字、词和句子，检查是否准确、完整。

（3）口语理解：嘱患者完成检查者发出的指令动作，检查是否准确。

（4）命名：检查患者对熟悉物品等的命名能力。若不能命名，可让其描述用途。

（5）阅读：包括朗读和理解两方面，嘱患者朗读某些字、词、句子或短文，让其讲出大意或按指令执行动作。

（二）脑神经检查

1. 嗅神经（Ⅰ）：确定患者鼻腔通畅、无鼻黏膜病变后，嘱患者闭目并用手指压一侧鼻孔，将薄荷水、松节油、醋、香皂等物品分别置于另一侧鼻孔下，让患者说出嗅到的相应气味，然后换另一鼻孔进行检查。（注意一般不能使用可直接刺激三叉神经末梢的挥发性液体，如酒精、氨水和甲醛溶液等。)

2. 视神经(Ⅱ)：检查包括视力、视野和眼底检查。

(1)视力(视敏度)：分为远视力和近视力。远视力检查通常采用国际标准视力表和对数视力表，检查时让患者坐在距视力表5m处分别用两眼(检查左眼时遮挡右眼，检查右眼时遮挡左眼)辨认视标缺口方向。近视力检查通常采用Jaeger近视力表，检查时让患者眼睛距离视力表30cm处辨认。当视力下降至0.1以下且不能用视力表检查时，可嘱患者在一定距离辨认检查者的手指(指数、手动)，记录其距离以表示视力。当视力下降更严重时，可用电筒观察是否有光感。

(2)视野：通常采用手试法，患者背光与检查者相对而坐，相距60~100cm，各自用手遮住相对的眼睛(如患者遮右眼、检查者遮左眼)，患者与检查者相互对视并保持眼球不动，检查者用手在两人距离中点的平面上，分别从上内、下内、上外、下外的周边向中心移动，并不停地活动手指，至患者看到手指为止。检查者以本人正常的视野与患者的视野比较，粗测患者的视野是否正常。用相同方法再测患者右眼视野。

(3)眼底：采用眼底镜检查，让患者背光而坐，眼球正视前方，检查左眼时，检查者站在患者左侧，以左手持检眼镜，并用左眼观察眼底；查右侧时则相反。观察视盘颜色、大小、形态，边缘是否整齐，有无隆起；中心生理凹陷有无扩大；动静脉直径比例、弯曲度和管壁反光强度；有无动静脉交叉和静脉受压；视网膜和黄斑区有无渗出、出血、色素沉着、肿物及水肿；黄斑中心凹是否存在等。

3. 眼球运动神经：包括动眼神经(Ⅲ)、滑车神经(Ⅳ)和展神经(Ⅵ)。该组脑神经共同司眼球运动，通常同时受累，一般同时检查，包括外观、瞳孔、眼球运动及反射等。

(1)外观：让患者水平注视前方，观察眼球有无突出或内陷，有无斜视、同向偏斜或眼睑下垂以及双侧眼裂大小是否正常和对称。

(2)眼球运动：检查者将手指置于患者眼前30cm处，嘱患者头部固定，双眼追随检查者的手指移动而向各个方向转动眼球（上、下、左、右、左上、左下、右上和右下）。观察有无眼球活动受限、复视和眼球震颤，如有上述现象应注意方向和程度。

（3）瞳孔：检查在光线充足条件下双侧瞳孔的大小和形状，正常为圆形，位置居中，边缘整齐，两侧等大，直径约 3～4mm，小于 2.5mm 者为缩小，大于 5mm 者为扩大。

（4）瞳孔对光反射

①直接对光反射：嘱患者双眼平视前方，以手电筒光从外侧分别照射两侧瞳孔，可见瞳孔缩小；移开光线，瞳孔恢复。检查时将一手竖直放于两眼之间，以挡住光线避免照到对侧。

②间接对光反射：用光线照射患者一侧瞳孔，另一侧瞳孔亦缩小称为间接对光反射。

（5）调节和辐辏反射：嘱患者注视 1m 以外目标，迅速将手指移近距眼球约 20cm 处，正常人双侧瞳孔会缩小，称为调节反射。嘱患者注视 1m 以外目标，缓慢将手指移近距眼球约 20cm 处，正常人双侧眼球会内聚，成为辐辏反射。

4. 三叉神经（Ⅴ）：系运动和感觉混合神经，检查包括咀嚼肌运动、面部感觉、角膜和下颌反射等。

（1）咀嚼肌运动：嘱患者咬紧牙关，检查者用双手分别触摸两侧咬肌和颞肌，观察是否有肌肉松弛和萎缩；嘱患者作咀嚼动作，比较两侧咀嚼肌是否有力和对称；再嘱患者张口，观察是否存在下颌偏斜。

（2）面部感觉：用针、棉丝，以及盛冷、热水的试管分别检查三叉神经分布区域内皮肤的痛、触、温度觉（与前面对应，棉丝检查的是触觉，冷热水是温度觉），随时询问患者对各种刺激的灵敏度。检查时应注意两侧、上下以及内外对比，以确定感觉障碍的范围及程度。

（3）角膜反射：检查左眼时让患者向右注视，检查者用细棉丝轻触角膜外缘，正常时两侧迅速闭眼，同侧的称为直接角膜反射，对侧的称为间接角膜反射。检查右眼方法同上。

(4)下颌反射：嘱患者略张口，检查者将拇指置于患者下颌中央，再用叩诊锤直接叩击检查者的拇指，观察是否引起下颌上提。正常成人不易引出此反射，当脑干以上的上运动神经元病变时该反射增强。

5. 面神经(Ⅶ)：为混合神经，包含运动、感觉和副交感纤维等成分。检查包括面部外观、运动及味觉检查。

(1)外观：观察患者的额纹及鼻唇沟是否变浅，眼裂是否增宽，口角是否低垂或歪向一侧。

(2)运动功能：嘱患者作抬眉、皱额、闭目、鼓腮、露齿、吹哨等动作，观察两侧面肌运动是否对称及有无瘫痪等。

(3)味觉检查：嘱患者伸舌，检查者用棉签分别蘸取少许糖、醋、盐等溶液涂于舌前一侧。患者不能讲话和缩舌，可用手指出事先写在纸上的酸、甜、苦、咸等字以示回答。每种试液检查前均需用温水漱口，建议先检查可疑一侧，再检查另一侧。面神经损害时会出现同侧舌前 2/3 味觉丧失。

6. 听神经(Ⅷ)：系由耳蜗神经(司听觉)和前庭神经(司平衡)组成，检查分两方面进行。

(1)听力检查：一般先用耳语、表音或音叉进行一侧耳检查，分别与另一侧耳和检查者的耳进行比较。

①任内试验：系比较一侧耳的气传导(气导)和骨传导(骨导)时间。将振动的音叉置于一侧乳突上，患者不再能听到时记录骨传导时间，同时将音叉移至该侧外耳道口 1cm 处，至音响听不到时记录气传导时间。两耳分别检查。正常时气导时间长于骨导时间 15s 以上，两者的传导时间比为 2:1，称为任内试验阳性，反之为阴性。

②韦伯试验：系比较两耳的骨导时间。把振动的音叉置于前额或头顶正中，嘱患者判断双耳听到的音响强度和时间。正常时两侧相等，称为韦伯试验居中，病损时可偏向一侧。

(2)眼球震颤：嘱患者头部固定，两眼向各个方向注视时，若观察到不自主的短促往返运动，称为眼球震颤。询问患者有无眩晕、呕吐。观察有无眼球震颤及其类型、方向、幅度和速度。

7. 舌咽神经（Ⅸ）、迷走神经（Ⅹ）：两者在解剖和功能上关系密切，通常同时受损，一般同时检查。

（1）运动功能：注意患者有无发音嘶哑或鼻音，了解有无吞咽困难、饮水呛咳或反流。嘱患者张口，观察悬雍垂是否居中；再嘱患者发"啊"音，观察两侧软腭是否对称及其活动度如何。

（2）感觉：用棉签或压舌板分别轻触两侧软腭及咽喉壁黏膜，观察有无感觉减退或消失。舌后 1/3 的味觉由舌咽神经所支配，检查方法同面神经。

（3）咽反射：嘱患者张口，检查者用压舌板分别轻触两侧咽后壁，观察有无呕吐反应，称为咽反射。正常时应有作呕反应，注意了解反射的灵敏度。

8. 副神经（Ⅺ）：嘱患者转头（胸锁乳突肌）和耸肩（斜方肌），同时检查者用手予以对抗，分别检查胸锁乳突肌和斜方肌的收缩力，并两侧对比。

9. 舌下神经（Ⅻ）：嘱患者张口伸舌，观察舌体有无偏斜，舌肌有无萎缩和肌束颤动等。嘱患者用舌尖分别顶推两侧颊部，检查舌肌力量，并两侧对比。

（三）运动系统检查

1. 肌肉形态：观察肌肉形态和体积，明确有无肌肉萎缩和肥大。如有，需确定其分布、范围及性质，并做两侧对称部位的比较。

2. 肌张力：嘱患者放松肢体，检查者触摸肌肉的硬度。被动伸屈患者肢体感知其阻力，并两侧对比。

3. 肌力：系指随意运动时的肌肉收缩力量。

（1）肌力检查：观察患者自主活动时的肢体活动度，再以对抗动作的方式检查上下肢体各屈伸肌的肌力，双手的握力和分指肌力。各肌群的肌力检查方法如下。①肩：外展、内收；②肘：屈、伸；③腕：屈、伸；④指：屈、握拳、伸直；⑤髋：屈、伸、外展、内收；⑥膝：屈、伸；⑦踝：背屈、跖屈；⑧趾：背屈、跖屈；⑨颈：前屈、后伸；⑩躯干。检查时应进行两侧对比，注意肌肉收缩的速度、幅度和持续时间，有无疲劳现象，并排除因疼痛、关节强直或肌张力过高所致的活动受限。具体的肌力分级见表2。

表2 肌力分级表

分级	描述
0	无肌收缩活动（完全瘫痪）
1	有肌肉收缩，但无动作产生
2	肢体仅能在床面水平移动，不能对抗重力
3	能对抗重力，但不能对抗阻力
4	能对抗阻力，但较正常差
5	正常肌力

（2）肢体轻瘫试验

①上肢：嘱患者双上肢向前平举掌心向下，患侧上肢会逐渐旋前（即掌心偏向外侧）及下垂，小指常轻度外展，称为上肢轻瘫试验阳性。检查手指肌力更易暴露与健侧差距。

②下肢：嘱患者仰卧位，患侧下肢常处于外旋位即足尖向外，称为下肢轻瘫试验阳性。检查足背屈肌力量更易暴露与健侧的差距。仰卧位时双髋、双膝关节屈曲呈90°，患侧小腿会逐渐下落；仰卧位时双膝伸直抬离床面，患侧下肢会逐渐下落。

4. 共济运动：检查时注意排除不自主运动、肢体瘫痪和肌张力改变造成的影响。

（1）指指、指鼻试验：嘱患者用食指尖交替触碰前方的检查者手指和自己鼻尖，其间检查者可不断改变手指位置。睁、闭眼反复进行，观察患者动作是否稳、准，有无辨距不良、意向性震颤及睁闭眼时有无差别。

（2）跟膝胫试验：嘱患者仰卧，先伸直抬起一侧下肢，再屈膝将足跟置于对侧膝盖上，沿胫骨前缘向下滑至踝部。观察此过程中有无摇晃不稳和动作不协调。

（3）轮替动作：嘱患者双手作快速旋前、旋后动作，正反拍击床面，快速伸指和握拳或足尖反复点击地面，观察动作的协调程度。

（4）反击征：嘱患者用力屈肘，检查者握其腕部用力外拉，然后突然松手，正常人由于对抗肌的拮抗作用，前臂仅有轻微的过屈动作，且能被立即纠正。若前臂迅猛屈曲并回击到自己身体，称为反击征阳性。

（5）昂伯试验：嘱患者双足并拢站立，双手向前平举。观察是否存在站立不稳，睁、闭眼各重复数次。若睁眼时稳、闭眼时不稳称为昂伯征阳性；若睁、闭眼时均不稳称为昂伯试验阳性。

（6）联合屈曲征：患者取仰卧位，双手交叉于胸前上身试坐起，正常人坐起时躯干屈曲而双下肢下压紧贴床面，异常表现为双下肢同时上抬，称为联合屈曲征。

5. 不自主运动：观察患者有无不自主运动，常见的类型有震颤、舞蹈动作、手足徐动、痉挛、抽搐、肌阵挛及肌束震颤、张力障碍等。观察各种不自主运动的强度、规律、时限及其与各种生理状态（休息、动作、情绪、注意力、疲劳和睡眠等）的关系。

6. 姿势和步态：观察患者行走时的步幅、双足间的宽度、迈步的速度、足部最初触地的部位、膝关节的弯曲程度、髋关节和躯干是否摇摆以及全身的姿势等。根据具体需要可让患者一字步行走、用足跟行走、用足尖行走。观察其行走姿态、伴随动作及上下肢运动是否协调。常见的步态障碍包括痉挛性偏瘫步态、痉挛性截瘫步态（剪刀步态）、慌张步态（前冲步态）、跨阈步态、摇摆步态（鸭步）、共济失调步态（醉酒步态）和癔症步态等。

（四）感觉系统检查

感觉检查要求患者清醒合作，力求客观。检查时可让患者闭目，嘱感到刺激时立即回答。可采用与神经径路垂直的方向，自内向外和自上向下依次检查；应覆盖各关节上下以及四肢的内外侧和远近端，两侧对比；也可用感觉缺失部位向正常部位对比进行。刺激强度力求前后一致，检查者应避免暗示性语言，必要时多次复查。昏迷患者需通过捏挤皮肤、肌肉或肌腱等粗测痛觉。

1. 浅感觉

（1）痛觉：用大头针以均匀力量轻刺皮肤，嘱患者回答是否疼痛及程度。

（2）触觉：用棉丝、软纸片等轻触要检查的部位，嘱患者回答能否感知及程度，也可让患者在每次感受接触时报数。

（3）温度觉：用装有热水（40℃～50℃）和冷水（5℃～10℃）的试管底部分别接触皮肤，嘱患者判断冷热。如痛觉、触觉无改变，一般可不做温度觉检查。

2. 深感觉

（1）振动觉：将振动的音叉柄置于手指、足趾，以及骨隆起处如内踝、外踝、髂前上棘、胸骨、锁骨、肋骨等处，询问患者有无振动感、程度及持续时间。需远近端和两侧对比检查，可交替使用振动和不振动的音叉来判断患者的辨别能力。

（2）位置觉：嘱患者闭眼，检查者将其肢体放于某一位置，让患者说出肢体所处的位置，或用另一肢体模仿。

（3）运动觉：嘱患者闭眼，检查者轻轻夹住患者手指或足趾两侧，上下移动5°左右，让患者说出"向上"或"向下"的方向。

3. 复合感觉（皮质感觉）：是大脑皮质（顶叶）对感觉刺激的综合、分析和判断能力，在上述的一般感觉正常时检查才有意义，包括形体觉、定位觉、两点辨别觉、重量觉、图形觉等。

（五）神经反射检查

1. 深反射

（1）肱二头肌反射（C5～6，肌皮神经）：患者取仰卧位或坐位，肘关节自然放松屈曲45°。检查者将拇指置于患者肘窝处的肱二头肌肌腱上，用叩诊锤轻叩拇指，引起前臂屈曲，同时感觉到肱二头肌的收缩。

（2）肱三头肌反射（C6～7，桡神经）：患者取仰卧位或坐位，前臂外展半屈并旋前。检查者拖住其肘关节处，用叩诊锤直接轻叩鹰嘴上方的肱三头肌肌腱，引起前臂伸展。

（3）桡骨膜反射（C5～8，桡神经）：患者取仰卧位或坐位，腕关节自然放松，肘部半屈半旋前置于胸前。检查者用叩诊锤轻叩桡侧茎突，引起肘关节屈曲、前臂旋前和手指屈曲。

（4）膝腱反射（L2～4，股神经）：患者取坐位时，膝关节屈曲90°，小腿下垂；患者取仰卧位时，检查者站在患者右侧，用左手托住患者腘窝处，使髋关节和膝关节呈钝角屈曲，用叩诊锤轻叩髌骨下方的股四头肌肌腱，引起小腿伸展。

（5）跟腱反射（踝反射，S1～2，胫神经）：患者取仰卧位，髋关节和膝关节稍屈曲，下肢呈外旋和外展位。检查者站在患者右侧，用左手握住患者足掌并轻度背屈，用叩诊锤轻叩跟腱，引起足向跖面屈曲。

（6）阵　挛

①髌阵挛：患者取仰卧位，下肢自然伸直。检查者站在患者右侧，用拇指和食指尖夹住髌骨上缘，突然向远端推动不松手，阳性反应为髌骨出现节律性的上下颤动。

②踝阵挛：患者取仰卧位，双下肢略屈曲。检查者站在患者右侧，左手拖住腘窝，右手握足掌前部突然背曲不松手，阳性反应为足掌出现节律性的上下颤动。

2. 浅反射

（1）腹壁反射（T7～12，肋间神经）：患者取仰卧位，下肢略屈曲，腹壁放松。检查者站在患者右侧，用钝物（棉签、钝头竹签等）沿肋缘下（C7～8）、平脐（C9～10）及腹股沟上（C11～12），由外向内轻划腹部皮肤，引起腹壁肌肉收缩。

（2）提睾反射（L1～2，生殖股神经）：患者取仰卧位（双下肢稍分开）或站立位，充分暴露会阴部和大腿内侧，检查者用钝物自下向上轻划股内侧上部皮肤，引起同侧睾丸上提。

（3）肛门反射（S4～5，阴神经）：患者取肘膝位、俯卧位或弯腰立位，充分暴露肛门。检查者用钝物轻划或用大头针轻刺肛门周围皮肤，引起同侧肛门外括约肌收缩。

（4）跖反射（S1~2，胫神经）：患者取仰卧位，下肢自然伸直。检查者站在患者右侧，用钝物轻划足底外侧，自足跟向前方至小趾根部足掌时再转向拇趾根部，正常反应为足趾和足掌跖屈。

3. 病理反射

（1）巴宾斯基（Babinski）征：患者取仰卧位，下肢自然伸直。检查者用钝物沿足底外缘自后向前轻划至小趾根部，并转向内侧，阳性反应为拇趾背伸，其余四趾扇面展开。

（2）巴宾斯基等位征

①奥本海姆（Oppenheim）征：患者取仰卧位，检查者用拇指和食指沿胫骨前缘自上向下用力滑压，阳性反应同巴宾斯基征。

②戈登（Gordon）征：患者取仰卧位，检查者用手以一定力量捏挤腓肠肌，阳性反应同巴宾斯基征。

③查多克（Chaddock）征：患者取仰卧位，检查者用钝物在外踝下方自后向前轻划至跖趾关节处，阳性反应同巴宾斯基征。

（3）霍夫曼（Hoffmann）征：检查者用右手食指和中指夹住患者中指末节并略背屈腕关节，用拇指迅速向下弹刮中指指甲，阳性反应为其余四指的掌屈动作。

4. 脑膜刺激征

（1）颈项强直：患者取仰卧位，检查者以一手托住枕部，另一手置于胸前作屈颈动作，观察下颏能否接触胸部。阳性反应为屈颈受阻，下颏不能接触胸部。

（2）克尼格（Kernig）征：患者取仰卧位，检查者将一侧下肢髋关节、膝关节屈曲呈直角，再将小腿提高伸膝，正常人可达135°以上。阳性反应为伸膝受阻并伴有疼痛和屈肌痉挛。

（3）布鲁津斯基（Brudzinski）征：患者取仰卧位，下肢自然伸直。检查者以一手拖住枕部，另一手置于胸前作屈颈动作，阳性反应为头部前屈时双髋和膝关节同时屈曲。

（六）自主神经检查

1. 一般观察：皮肤和黏膜（色泽、温度、质地和湿润度，有无水肿、溃疡和褥疮等），毛发和指甲（有无少毛、脱毛、指甲变形或变脆等）以及括约肌功能（有无尿便障碍及性质，有无膀胱膨胀及程度）。观察全身有无发汗异常如多汗、少汗、无汗等。

2. 自主神经反射：通过检查皮肤划痕试验、卧立位试验、眼心反射、竖毛反射和发汗试验判断交感神经和副交感神经功能。

六、操作后注意事项

操作完成后，检查者应帮助患者恢复体位，整理患者衣物，整理用品。询问患者检查过程中的感受，以及有无不适。

参考文献

［1］贾建平，陈生弟. 神经病学［M］. 8 版. 北京：人民卫生出版社，2018.

［2］刘原，曾学军. 临床技能培训与实践［M］. 北京：人民卫生出版社，2015.

［3］王维治. 神经病学［M］. 2 版. 北京：人民卫生出版社，2013.

神经系统查体考核标准

序号	项目	技术操作要求	分值	扣分
1	职业规范 (5分)	服装、鞋帽整洁	2分	
		手指甲卫生，洗手，暖手	3分	
2	物品准备 (5分)	备齐用物（检眼镜、大头针、音叉、叩诊锤等）	3分	
		将用物移至病床旁	2分	
3	患者准备 (5分)	向患者解释查体目的、方法、注意事项，取得配合	3分	
		根据病情采取合适体位	2分	
4	操作 (60分)	一般检查（意识状态、精神状态、认知功能等）	10分	
		脑神经（12对脑神经）	10分	
		运动系统（肌力、肌张力、共济运动、步态等）	10分	
		感觉系统（浅感觉、深感觉、复合觉）	10分	
		神经反射（深浅反射、病理征、脑膜刺激征等）	10分	
		自主神经（皮肤黏膜、毛发指甲、括约肌功能等）	10分	
5	操作后 (5分)	帮患者恢复体位，整理衣物	3分	
		整理用品	2分	
6	熟练性 (20分)	操作准确熟练、动作轻巧、查体顺序准确、不缺项、连贯性好、人文关怀较好	20分	
	总分		100分	

穿（脱）手术衣、手术区消毒、铺巾
wearing and removing surgical gowns, surgical area disinfection, surgical draping

一、基本概念

无菌技术起源于 1867 年李斯特医生用苯酚预防手术伤口化脓性感染。无菌操作是预防院内感染和围手术期感染的重要措施，而无菌观念是贯穿于一切诊疗工作中，尤其是外科手术操作全过程的重要基础概念。穿脱手术衣、手术区消毒、铺巾的每一个步骤，乃至每个操作细节都充分体现着无菌观念。准确而熟练地掌握规范的穿脱手术衣、手术区消毒和铺巾方法是保障手术安全并降低患者感染风险的重要基础。

二、目　　的

1. 降低患者感染风险和保护医护人员，任何一种洗手方法都不能彻底清除皮肤深处的细菌，因此外科洗手后不能直接接触无菌区域、物品和手术切口。手术过程中避免体表细菌移位的主要方式就是正常穿手术衣、术区消毒和铺手术单。

2. 通过穿脱无菌手术衣，隔绝手术室医护人员皮肤表面及衣物上的细菌，防止细菌移位到手术切口和皮肤引起污染。在感染性手术中，穿无菌手术衣还可降低医护人员在手术过程中体液喷溅造成的医源性感染的风险。

3. 通过手术区消毒以消灭拟作切口处及其周围皮肤上的细菌，降低细菌进入创口内的风险。

4. 通过铺巾覆盖手术操作区域以外的身体部位，显露手术区域，避免或尽量减少术区的污染。

三、适应证

所有参加手术的医护人员均需穿无菌手术衣，任何接受手术操作的区域都必须进行手术区消毒、铺巾。

四、禁忌证

1. 医护人员手臂皮肤有破损或化脓性感染(如甲沟炎)。

2. 患传染性疾病并处于传染期的(如流行性感冒)，不得参加手术。

3. 对常用消毒液(2.5%碘酊加用75%酒精脱碘，0.5%碘伏，1:1000苯扎溴铵溶液)过敏者，需更换其他消毒液进行表面消毒。术前应仔细询问患者的潜在过敏史，做好预防。

五、操作前准备

(一)医护人员准备

1. 更换刷手衣裤(内部个人衣物不能露出刷手衣的领口和袖口，刷手衣一般为短袖如为长袖则应将衣袖挽至肘上10cm)，并将刷手衣下缘掖于刷手裤内，更换手术用鞋(鞋面不能有孔洞，并定期消毒)，戴医用帽子(医用帽要求完全覆盖头发)和口罩(口罩完全盖住口鼻，口罩上沿的金属丝要求在鼻梁处塑形)。

2. 修剪指甲、清理甲下污垢，摘除手部饰品(严禁佩戴手表、戒指等)。

3. 手术医师在手术当日不能在手术前进行其他患者的伤口换药

等操作。

4. 手术医师进入手术间后应与麻醉师、巡回护士三方核对患者信息。

5. 手术前应根据手术部位用记号笔划定手术切口标识（切口部位和方向等）。

6. 进入手术室时应用免洗消毒液进行手消毒（遵循七步洗手法）。

附例：七步洗手法（每个步骤不低于 5 次、不少于 15s）

内：洗手掌——流动的水湿润双手，涂抹香皂（肥皂）或洗手液，掌心相对，手指并拢相互揉搓。	❶ 掌心相对，手指并拢相互揉搓。
外：洗背侧指缝——手心对手背沿指缝相互揉搓，双手交换进行。	❷ 手心对手背沿指缝相互揉搓，双手交换进行。
夹：洗掌侧指缝——掌心相对，双手交叉沿指缝相互揉搓。	❸ 掌心相对，双手交叉沿指缝相互揉搓。
弓：洗指背——弯曲各手指关节，半握拳把指背放在另一手掌心旋转揉搓，双手交换进行。	❹ 双手指相扣，互搓。
大：洗拇指——一手握另一手大拇指旋转揉搓，双手交换进行。	❺ 一手握另一手大拇指旋转揉搓，交换进行。

立：洗指尖——弯曲各手指关节，把指尖合拢在另一手掌心旋转揉搓，双手交换进行。	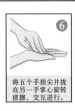
腕：洗手腕、手臂——揉搓手腕、手臂，双手交换进行。	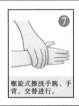

（二）患者准备

1. 手术前清洗术区皮肤，避免用力揉搓造成皮肤损伤。如果是择期手术则需要在手术前一天沐浴并更换清洁衣服，条件允许时可用含氯己定（洗必泰）的消毒沐浴液清洗术区。腹部、会阴部手术注意清除脐或会阴部等处的积垢，以免影响手术台上的皮肤消毒。如皮肤上有胶布粘贴后的残留痕迹，可用乙醚或松节油清除。

2. 手术前剃毛是皮肤准备中的常规步骤（时间上应该接近手术时间、进入手术室前，但不能在手术室进行），其主要目的是让皮肤消毒剂能够充分发挥作用，同时防止切口附近的粗毛发在伤口内种植出现异物肉芽肿。而较细的汗毛并不会增加手术切口的感染率。手术区域毛发如影响手术操作需备皮，备皮勿损伤皮肤，保持皮肤的完整性。头部手术应剃除一部分或全部头发，以不影响手术操作为原则。

3. 对于切口洁净程度要求较高的手术，如心血管手术、器官移植手术、人工植入物手术等；手术前三天开始可以对切口进行 2.5% 碘酊和 75% 酒精连续术野消毒并用无菌敷料覆盖。小儿外科手术除头部外不用备皮。

4. 对于非急诊手术，若患者切口处有炎症或潜在感染，应延期手术避免切口感染。烧伤后或肉芽创面进行植皮手术前需要换药减轻污染，降低感染风险。

5. 根据手术要求摆好相应体位，如预期手术时间较长应该在潜在受压部位做好防护。

（三）材料准备

1. 无菌手术包及相应的消毒器具（无菌手术衣、卵圆钳、托盘、巾钳、消毒纱布、手术巾单等），一般由手术室器械护士进行准备并传递给手术医生。手术区消毒一般由手术一助或主管医生进行。

2. 准备常用消毒剂（有效碘含量 >0.5% 的活力碘溶液、0.5% 碘尔康溶液、1:1000 苯扎溴铵溶液等）和替代消毒液。如果涉及黏膜或伤口消毒时可采用 0.5% 碘伏消毒，或者采用氯己定（洗必泰）等非刺激性消毒液消毒，从而保护黏膜和伤口。

六、操作步骤

（一）外科刷手

1. 普通洗手：洗手液或肥皂普通洗手（采用七步洗手法），具体步骤参考前文。

2. 外科刷手：用消毒毛刷蘸取消毒洗手液依次刷手指尖、手掌、手腕、前臂直至肘上 10cm 处（肘上约一拳的距离），刷手时由远及近，沿一个方向顺序刷洗（可分为"三段六面"，即手、前臂和肘上三个段），分段刷洗内侧面和外侧面，每次刷洗同一个段的同一个面。刷完一次后用清水冲洗，冲洗时双手交叉，手指向上，肘部屈曲向下，先冲手部，再冲前臂，最后冲上臂，水流自手部和上臂流向肘部。按上述刷手方法共刷洗 3 遍，至少 10min。冲洗完成后保持拱手姿势（双手位于胸前，以同时低于肩和高于肘为标准）。

3. 擦手：用无菌方巾或无菌纸巾，先擦干双手，将方巾或纸巾对折成三角形（底边向近侧，尖向外侧，平放于一只手背上，另一只手将方巾或纸巾的两角对合），由手腕向前臂、肘部和上臂（注意不要超过肘上 10cm）顺序擦干，先擦干一侧，再翻转方巾或纸巾的另一面擦另外一侧，擦过肘部的方巾或纸巾不能再接触手和前臂。

4. 泡手或手消毒：泡手的消毒液一般为75%酒精或0.1%苯扎溴铵（新洁尔灭），范围包括手、前臂和肘上6cm，时间一般为5min。目前许多单位采用消毒剂涂抹的方式，范围同泡手，注意涂抹消毒剂时双手不能触及肘上6cm以外，最后执行一次七步洗手法的手部消毒。

5. 急诊手术时也可采用洗手后碘伏消毒法，范围和步骤同前，擦干碘伏时可适当保留一些碘伏以形成消毒层，更加有利于无菌效果。

（二）穿（脱）手术衣

1. 由器械护士传递或抓取一件折叠的手术衣，手不得触及手术衣下面，面向无菌区域，远离胸前及手术台和其他人员，辨认手术衣的前后及上下，用双手分别提起手术衣的衣领两端，轻抖开手术衣，内面朝自己，有腰带的面向外。

2. 将手术衣略向上抛起，双手顺势同时插入袖筒，两臂前伸，不可高举过肩，待巡回护士或手术室内其他医生在后面协助穿衣，使双手伸出袖口（若为无接触戴手套，双手不伸出袖口），不得用未戴手套的手拉衣袖或接触其他部位。

3. 由巡回护士或其他医生从背后协助穿衣，一只手抓住手术衣后襟同时用另一只手轻推手术医生肩部可帮助手术医生的手伸出袖口，然后分别系紧颈部和腰部的衣带。

4. 戴无菌手套：选取与自己的手尺码相符的无菌手套，由巡回护士拆开外包装，手术医生取出内层套袋。用左手自手套带内捏住两只手套的套口翻折部一并取出。先将右手伸入手套内手指的相应位置，再用戴好手指的右手插入左手手套的翻折部，协助左手深入套内，用手套的无菌面整理两个手术衣袖口，分别将两个手套的翻折部翻回盖住手术衣袖口。

5. 无接触戴手套法：穿上无菌手术衣后，双手伸进袖口处，手指不能伸出袖口。左手在袖口内手掌朝上摊平，右手隔着衣袖取无菌手套放于左手手掌，手套的指端指向自己，手指相对。左手四指隔着衣袖将手套的双侧翻折边抓住，右手隔着衣袖将另一侧翻折边翻于左手袖口上，将单层折边向上提拉并包住左手。右手隔着衣袖向上提拉左手衣袖的同时，左手伸出衣袖并迅速伸入手套内。用戴好手套的左手将右手手套的翻折边包住右手袖口，同法操作。

6. 全覆盖式手术衣需解开腰带，将较长一段递给器械护士，穿衣者旋转一周，使衣服包裹后背，接过腰带，在一侧腰间系好。有些一次性手术衣需要双手交叉提双侧腰带递向腰间，由巡回护士在身后系好腰带。

7. 穿手术衣过程中，注意区分手术衣的无菌区和非无菌区，穿好后双手交叉置于前胸，不可高举过肩或垂于腰以下或叉手于腋下。

8. 脱手术衣和脱手套：双手抱肘，由巡回护士将手术衣肩部向肘部翻转，然后向手部扯脱，同时手套腕部会随着翻转于手上，用戴手套的手牵拉另一侧手套翻折面的内层，拇指脱出后再夹住翻折手套的内层脱除一侧手，脱手套的时候注意手指只能触及手套的内层，手指和皮肤均不要触及手套的外面。个人脱手术衣时，需要他人解开后方的系带，双手抓住双肩手术衣，自上而下，让衣袖外翻，脱下时将衣服内层往外翻并包裹外层，注意动作轻柔，保护手臂和刷手衣裤不要被手术衣外面污染。脱下的手术衣和手套等均需置于污衣袋内。

（三）手术区消毒

1. 消毒液选择

（1）婴幼儿皮肤消毒，可用75%酒精或0.75%碘酊消毒，会阴部或面部可用0.5%碘伏消毒。

（2）普通外科、颅脑外科、骨科和心外科手术可用活力碘或0.5%碘伏进行术区皮肤消毒。

（3）会阴部手术消毒，用0.5%碘伏消毒两遍即可。

（4）烧伤植皮时的供皮区消毒可用75%酒精消毒2～3遍。

（5）皮肤受损部位或污染部位消毒：先用无菌生理盐水冲洗至创

面基本清洁，再用 3% 过氧化氢液和 1:10 碘伏液浸泡，外周皮肤可仍按常规消毒处理。开放性创伤的伤口缝合前需要再次消毒。

2. 消毒步骤

（1）手术区消毒一般由第一助手或主管医生进行，执行外科手消毒后，消毒医生保持拱手姿势站在患者右侧，由器械护士传递盛有浸有消毒液纱布的消毒弯盘和无菌卵圆钳，传递过程中双方不得触碰。

（2）无菌卵圆钳夹取消毒纱布，卵圆钳头端不得高于钳尾，消毒液适量，消毒过程中不得滴溅。

（3）远离中心的两侧应对称进行，每次覆盖前一次的 1/3，不留空白，消毒切口周围 15～20cm 范围，感染伤口或肛门、会阴部的消毒采用向心型消毒。较小的手术野可采用环形或螺旋形消毒。

（4）待第一遍消毒液晾干后，换无菌卵圆钳，以同样的方式再次消毒两遍，每一次范围须小于前一次。共进行三次术野消毒。

3. **手术野消毒范围**：手术切口周围 15～20cm 的区域，要考虑到手术中可能存在切口延长的问题，术前做好切口规划。

（1）头部手术皮肤消毒范围：头及前额（图 1）。

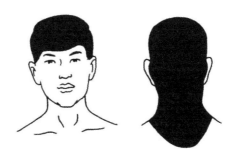

图 1　头部消毒范围

（2）口、唇部手术皮肤消毒范围：面唇、颈及上胸部。

（3）颈部手术皮肤消毒范围（图 2）：上至下唇，下至乳头，应对可能的手术范围有两侧至斜方肌前缘。

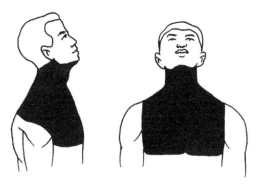

图 2　颈部消毒范围

（4）锁骨部手术皮肤消毒范围：上至颈部上缘，下至上臂上 1/3 处和乳头上缘，两侧过腋中线

（5）胸部手术皮肤消毒范围（侧卧位）（图 3）：前后过中线，判断可能开胸或手术可上至锁骨及上臂 1/3 处，下过肋缘。

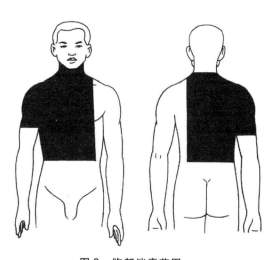

图 3　胸部消毒范围

（6）乳腺癌根治手术皮肤消毒范围：前至对侧锁骨中线，后至腋后线，上过锁骨及上臂，下过脐平行线。如大腿取皮，则大腿过膝，周围消毒。

（7）上腹部手术皮肤消毒范围（图 4）：上至乳头，下至耻骨联合，两侧至腋中线。

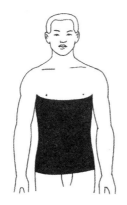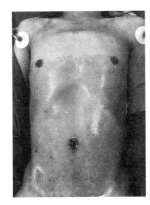

图 4　上腹部消毒范围

（8）下腹部手术皮肤消毒范围：上至剑突，下至大腿上 1/3，两侧至腋中线。

（9）腹股沟及阴囊部手术皮肤消毒范围（图 5）：上至脐水平线，下至大腿上 1/3，两侧至腋中线。

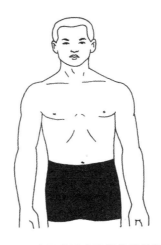

图 5　腹股沟及会阴部消毒范围

（10）颈椎手术皮肤消毒范围：上至颅顶，下至两腋窝连线。

（11）胸椎手术皮肤消毒范围：上至肩，下至两髂嵴连线，两侧至腋中线。

（12）腰椎手术皮肤消毒范围：上至两腋窝连线，下过臀部，两侧至腋中线。

（13）肾脏手术皮肤消毒范围（图6）：前后过中线，上至腋窝，下至腹股沟。

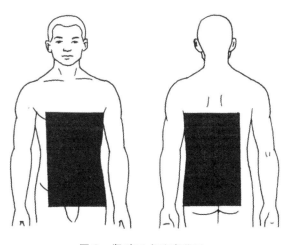

图6　肾脏手术消毒范围

（14）会阴部手术皮肤消毒范围：耻骨联合、肛门周围及臀，大腿上1/3内侧。

（15）四肢手术皮肤消毒范围：周圈均匀消毒，上下各超过一个关节。

（四）手术铺巾（以腹部手术为例）

1. 手术铺巾一般也由第一助手或主管医生完成，双手从器械护士手中接过小无菌巾，由洗手护士将4块无菌巾按1/4或1/3折叠的方式逐一递给铺巾医生，前3块折边向着第一助手，第4块折边向着器械护士（图7~图8）。先铺4块无菌巾于切口四周（近切口侧的无菌巾向下反折1/4或1/3，反折部朝下），传递过程中双方不可相互触碰。

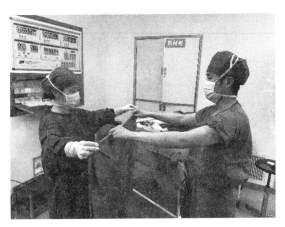

图7　前3块铺巾传递

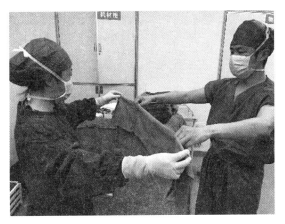

图8　第4块铺巾传递

2. 铺巾顺序：小无菌巾距皮肤10cm以上高度放下盖住切口的下方，然后铺巾者对侧、切口上方，最后覆盖铺巾医生的贴身侧（按照"先人后己"的原则），铺巾范围与切口保持3～5cm左右的距离以方便手术操作为原则。

3. 用4把布巾钳夹住无菌巾交叉处（注意巾钳方向，钳尾压在上下层巾钳之间）以固定，或用手术贴膜覆盖切口粘贴固定铺巾。

4. 第一助手或主管医生和洗手护士共同铺中单，注意接过中单时要注意避免两人的手发生接触。铺单原则是"头侧超过麻醉架，足侧超过手术台"，铺巾过程中需注意，提单时手内卷单角以保护，避免碰触周围物品（图9）。

5. 铺完中单后，第一助手或主管医生需要再次以免洗消毒凝胶涂抹手臂，穿无菌手术衣、戴无菌手套，与洗手护士铺大单。

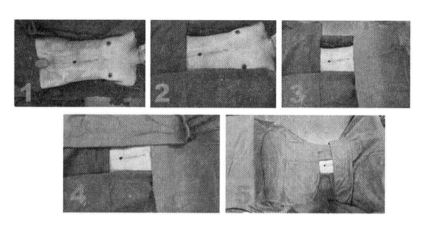

图9　铺巾顺序及范围

6. 大单洞口对准手术区，指示标志位于头侧，第一助手和器械护士上提大单四角手内卷单角以保护，先向上展开，盖住麻醉架，再向下展开，盖住手术托盘及床尾，遮盖除手术区以外身体所有部位。两侧和足端应垂下超过手术台边缘30cm（图10）。

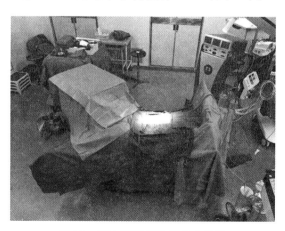

图10　铺巾完成后的手术台状态

七、注意事项

·手术室是一个区域划分极其严格的地方，每个进入手术室的医护人员都必须熟悉室内的无菌区和相对无菌区的分布，非同一洁净级别的物品之间不能相互触碰。

·外科手消毒完毕后，须保持拱手姿势，上不过肩，下不及腰，远离胸部30cm以外。

·外科手消毒后，未戴无菌手套之前，不可以直接接触无菌器械或物品。

·穿手术衣应选择较为空旷的位置，面向无菌区域(如器械台或已经铺好的手术台)避免触碰到其他物品。

·术前准备必须足够充分，手术医生应当充分估计到手术的级别和复杂程度，对于不确定性的探查手术在消毒铺巾时应留有足够的余地以便手术过程中改变切口。

·腹部皮肤消毒时，先在脐窝中滴数滴消毒液，皮肤消毒完毕后擦干净。

·铺好的无菌巾不能移动，如需移动，只能由术区向外移动。

·手术台上传递物品，应将器械握持部位直接递送到医生手中，需要跨过另一名医生时应从肘下传递(图11)。

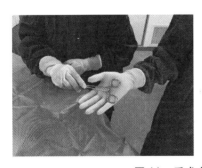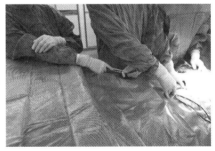

图11 手术台上物品传递方式

·在手术过程中，同侧手术人员如需调换位置，一人应先退一步，背对背地转身到达另一位置，以防触及对方背部非无菌区。

参考文献

［1］Skandalakis LJ，Skandalakis JE，Skandalakis PN. Surgical Anatomy and Technique：A Pocket Manual［M］. New York：Springer，2009.

［2］Larson EL，APIC Guidelines Committee. APIC guideline for hand washing and hand antisepsis in health care settings［J］. Am J Infect Control，1995，23(4)：251 - 269.

［3］医师资格考试指导用书专家编写组. 国家医师资格考试实践技能应试指南(临床执业医师)［M］. 北京：人民卫生出版社，2011.

［4］马丹. 临床技能学基础［M］. 武汉：湖北科学技术出版社，2007.

［5］中华护理学会手术室专业委员会. 手术室护理实践指南［M］. 北京：人民卫生出版社，2015.

［6］陈孝平，陈义发. 外科手术基本操作［M］. 北京：人民卫生出版社，2005.

穿(脱)手术衣、手术区消毒、铺巾考核标准

序号	项目		技术操作要求	分值	扣分
1	操作前准备 (4分)		戴口罩、帽子	2分	
			保持刷手后状态	2分	
2	消毒 (23分)		消毒棉球干湿度合适	3分	
			消毒液不滴溅	3分	
			持卵圆钳手法正确	4分	
			碘伏不流到消毒区以外	2分	
			消毒范围合适	5分	
			顺序正确	3分	
			无空白遗漏	3分	
3	铺巾 (22分)		拿无菌巾位置正确,无菌巾高低合适	4分	
			铺巾顺序及方向正确	4分	
			铺巾范围及大小合适	5分	
			不向内挪动治疗巾	5分	
			巾钳的拿法及放置方向正确	4分	
4	穿手术衣 (26分)	准备	用消毒液消毒双手	2分	
		取衣服	手术衣不得洒落,不得污染	3分	
		打开衣服	提衣领,上下不颠倒	3分	
			内面朝向穿衣者	2分	
			高低合适	1分	
		穿衣服	轻抖衣服	2分	
			双手套入袖筒	3分	
			张开双臂,双臂张开范围不得过大过高	3分	
		递带	手不得触及手术衣外面	4分	
			手高低合适	2分	
			向后范围不得过伸	1分	

续表

序号	项目	技术操作要求	分值	扣分
5	无菌观念 （10分）	无菌物品存放合理、使用合理	10分	
6	熟练程度 （15分）	消毒熟练	5分	
		铺巾熟练	5分	
		穿手术衣熟练	5分	
总分			100分	

穿脱隔离衣
donning and removing isolation gown

一、概 念

隔离衣是用于保护医务人员避免受到血液、体液或其他感染性物质污染，或用于保护患者避免感染的防护用品。

二、目 的

1. 保护患者及工作人员，避免交叉感染及自身感染。
2. 防止病原体传播。

三、适应证

1. 接触感染性疾病患者时，如传染病患者、多重耐药菌感染患者。
2. 在进行诊疗、护理操作时，可能受到患者的血液、体液、分泌物、排泄物污染。
3. 对患者实行保护性隔离，如大面积烧伤、骨髓移植患者。

四、穿隔离衣前准备

1. 医务人员准备：着装整洁，修剪指甲，洗手，戴口罩、帽子，取下饰品，卷袖过肘。

2. 用物准备：衣架，隔离衣，流水装置（包含洗手液、擦手纸），消毒双手用物（包含速干手消剂），污物桶。

五、操作流程及步骤

（一）操作流程

1. 穿隔离衣

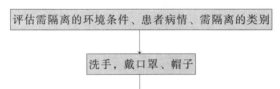

评估需隔离的环境条件、患者病情、需隔离的类别

洗手，戴口罩、帽子

取衣：手持衣领取下隔离衣，将隔离衣清洁面朝向自己，污染面向外，衣领两端向外折，对齐肩峰，露出肩袖内口

穿衣：右手提衣领，左手伸入袖中，右手将衣领上拉，露出左手；换左手持衣领，右手伸入袖中，露出右手，举双手将袖抖上

系颈带：两手持衣领，由领子中央顺边缘向后系好颈带。手持衣领，右手伸入袖中，露出右手，举双手将袖抖上

2. 脱隔离衣

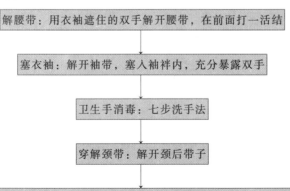

解腰带：用衣袖遮住的双手解开腰带，在前面打一活结

塞衣袖：解开袖带，塞入袖袢内，充分暴露双手

卫生手消毒：七步洗手法

穿解颈带：解开颈后带子

脱衣袖：右手伸入左手腕部袖内，拉下袖子过手用遮盖着的左手握住右手隔离衣袖子的外面，拉下右侧袖子

脱隔离衣：双手转换逐渐从袖管中退出，脱下隔离衣领两端向外折，对齐肩峰，露出肩袖内口

挂衣钩：双手持衣领将隔离衣挂在衣架上，整理用物、流动水七步洗手法

（二）操作步骤

1. 穿隔离衣

（1）右手提衣领，左手伸入袖中，右手将衣领上拉，露出左手（图1）。

（2）换左手持衣领，右手伸入袖中，露出右手，举双手将袖抖上（图2）。

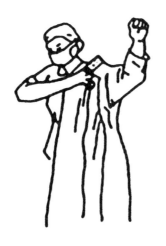 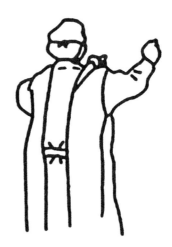

图1　穿隔离衣 - 1　　　　　图2　穿隔离衣 - 2

（3）两手持衣领，由领子中央顺边缘向后系好颈带（图3）。

（4）扎好袖口（图4）。

（5）将隔离衣一边（约在腰下5cm）处渐向前拉，见到边缘捏住（图5）。

（6）同法捏住另一侧边缘（图6）。

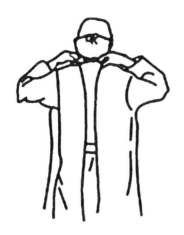

图 3　穿隔离衣 -3

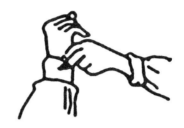

图 4　穿隔离衣 -4

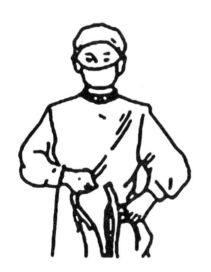

图 5　穿隔离衣 -5

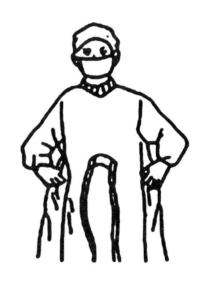

图 6　穿隔离衣 -6

（7）双手在背后将衣边对齐（图 7）。

（8）向一侧折叠，一手按住折叠处，另一手将腰带拉至背后折叠处（图 8）。

（9）将腰带在背后交叉，回到前面将带子系好（图 9）。

穿隔离衣的口诀：右提衣领穿左手，再伸右手齐上抖；

系好衣领扎袖口，折襟系腰半屈肘。

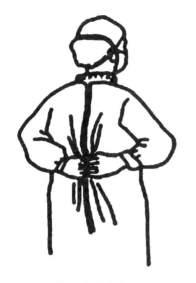

图7 穿隔离衣－7

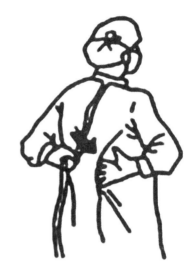

图8 穿隔离衣－8

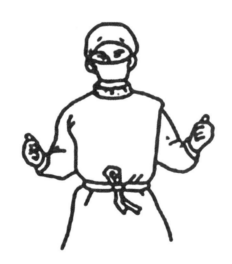

图9 穿隔离衣－9

2. 脱隔离衣

(1)解开腰带,在前面打一活结(图10)。

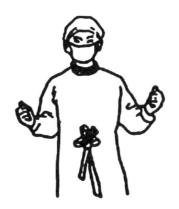

图 10　脱隔离衣－1

（2）解开袖带，塞入袖袢内，充分暴露双手，进行手消毒（图 11）。

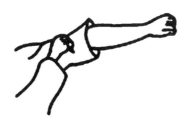

图 11　脱隔离衣－2

（3）解开颈后带子（图 12）。

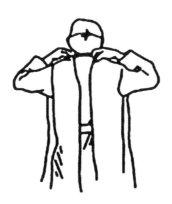

图 12　脱隔离衣－3

（4）右手伸入左手腕部袖内，拉下袖子过手（图13）。

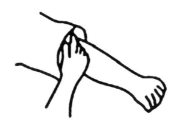

图13 脱隔离衣－4

（5）用遮盖着的左手握住右手隔离衣袖子的外面，拉下右侧袖子（图14）。

（6）双手转换逐渐从袖管中退出，脱下隔离衣（图15）。

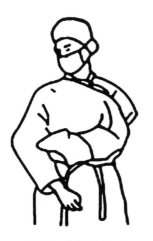 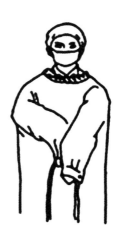

图14 脱隔离衣－5　　　　　图15 脱隔离衣－6

（7）双手握住领子，右手将隔离衣两边对齐，污染面向外悬挂在污染区；如果悬挂在污染区外，则污染面向里。

（8）不再使用时，将脱下的隔离衣，污染面向内，卷成包裹状，丢至医疗废物容器内或放入回收袋中（图16）。

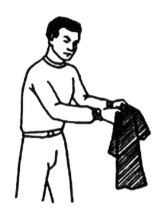

图 16　脱隔离衣 - 7

脱隔离衣的口诀：松开腰带解袖口，塞好衣袖消毒手；

解开领口退双袖，对肩折领挂上钩。

六、注意事项

· 隔离衣的长短要合适，需全部遮挡工作服。

· 隔离衣如有破洞，应补好后再穿。

· 系领子时，污染的袖口不可触及衣领、面部和帽子。

· 后侧边缘需对齐，折叠处不能松散。

· 穿好隔离衣后，双臂保持在腰部以上、视线范围内。

· 隔离衣每日更换，如有潮湿或污染，应立即更换。

参考文献

[1]李雁，潘涛．临床综合基本技能［M］．北京：人民卫生出版社，2015．

[2]杨军，赵海丰，李雅江．临床基本技能培训教程［M］．北京：科学出版社．2017．

穿脱隔离衣考核标准

序号	项目	技术操作要求	分值	扣分
1	职业规范 （5分）	仪表整洁，语言柔和恰当，态度和蔼可亲	5分	
2	操作前 准备 （10分）	穿好工作衣，戴好帽子和口罩	5分	
		洗手：按七步洗手法的顺序进行手消毒	5分	
3	操作 （60分）	检查隔离衣有无破损	5分	
		取隔离衣：清洁面朝向自己	6分	
		穿衣袖：隔离衣不触及面部	6分	
		系颈带：由领子中央顺着边缘向后	6分	
		扎袖口：隔离衣的清洁面与污染面无交叉重叠	6分	
		系腰带：先将隔离衣边缘拉到可看及处，手不能触及隔离衣的清洁面，应在背后折叠处交叉，回到前面将带子系好	6分	
		解开腰带，在前面打一活结	5分	
		解开袖带，塞入袖袢（注意污染的手不能触及隔离衣清洁面），充分暴露双手	5分	
		洗手：按七步洗手法的顺序进行手消毒	5分	
		解开颈后带子	5分	
		脱袖子：已清洁的手不能触及隔离衣的污染面	5分	
4	操作后 （5分）	挂隔离衣：一手握住领子，另一手对齐隔离衣两边，污染面向外悬挂污染区	5分	
5	隔离原则 （10分）	全过程均不违背消毒隔离操作原则	10分	
6	连贯性 （10分）	动作熟练、轻巧、准确，过程连贯性好	10分	
	总分		100分	

手术基本操作
basic operation of surgery

外科手术必须通过各种基本操作完成。手术基本操作的优劣直接影响手术的效果。

一、切　开

（一）目　的

切开是外科手术的必要步骤，通过切开以暴露各种解剖组织、清除脓肿和病变组织，达到治疗目的。

（二）切开前准备

1. 必须熟悉手术区的局部解剖，如组织层次、血管神经行径、重要器官的表面投影等。

2. 复杂切口应在预定切口区用深蓝色笔画标记线。

3. 针对手术选用相应的麻醉方式。

4. 手术区的消毒和铺单。

5. 手术人员的消毒和无菌准备。

6. 器械准备：主要器械是手术刀。手术刀由刀片和刀柄两部分组成。刀片通常有圆刀片和尖刀片两种类型，有大、中、小三种规格。使用前用持针器夹持刀片背侧和刀柄的槽沟嵌合推入即可。安装刀片时不可用手操作。术毕同法取出刀片。

（三）执刀方式

根据手术部位和组织性质的不同，可选用不同的执刀方式。常用的执刀方式有以下几种：

1. 执弓式：做较长的切口时可用较宽大的大圆刀，如胸腹部手术的皮肤切口。

2. 抓持式：用于较大皮肤切口，还可用于范围较广大块组织切割，如截肢等。

3. 执笔式：作较短的切口或细微的切割时，使用较细小的小圆刀。

4. 反挑式：挑开脓肿或气管软骨环时，多使用尖刀。

（四）切口选择原则

1. 显露好：切口应尽量接近病变部位，位置和方向应便于延长扩大。

2. 损伤小：切开时尽量减少组织损伤，尤其是重要的血管和神经，肌肉也应尽可能不切。

3. 不影响美容和功能：浅部切口最好能与皮肤张力线平行，在面、颈等外露部位更重要，不仅缝合时张力小，愈合后瘢痕也不明显。某些部位还要考虑瘢痕易被衣领和毛发所覆盖。切口勿在负重部位，以免活动时疼痛。切口勿纵向越过关节，以免手术后瘢痕收缩影响活动，这些部位常用横行、"S"形或"Z"形切口。

（五）操作方法

1. 切开皮肤：切开前绷紧皮肤，由术者及助手各用左手将切口两侧及上方的皮肤固定，以免皮肤滑动，短切口可由术者用左手拇指和食指分开自行固定。

2. 切开应由浅至深：皮肤和皮下组织应在同一深度全层切开，然后按解剖层依次切开。

3. 下刀的方位、角度：起刀时垂直将刀锋切入皮肤与皮下，移动时呈45°斜角，切口完成时使刀呈垂直位，使切口里外长短一致；

切开时刀刃面与皮肤垂直，防止偏斜，使伤口边缘整齐，失活组织少。用力得当，一次切开全长，避免多次切割。

4. 切开腱膜、筋膜和肌肉：尽可能沿其纤维方向切开。也可以先切一小口，再用剪刀、刀柄、止血钳或手指分开。

5. 切开胸腹壁：真皮以下各层组织均可用电刀逐层切开，以减少出血和结扎线结在伤口内的留存。

（六）注意事项

· 切开皮肤和皮下组织用大圆刀片，深面组织应更换手术刀，防止皮肤上的细菌污染深面组织。

· 切口长短要适当。

· 切开腹膜、胸膜或硬脑膜时应注意防止损伤其深部结构。

二、止　血

（一）目　的

1. 保持手术野清晰。

2. 防止形成血肿或血块并引起感染、影响愈合或遗留过多的瘢痕。

3. 减少出血量，防止血压下降，甚至发生休克危及生命。

（二）重要性

手术过程中止血确切，能减少失血量，便于手术顺利进行，且可避免术后出血。相反止血不彻底，手术野内组织结构模糊不清，使分离困难，易致误伤。手术野积血过多，易形成血肿或血块，容易引起感染，影响愈合或遗留过多的瘢痕。大的出血如果未能及时止血，可引起血压下降，甚至发生休克危及生命。因此，在手术中要求准确、迅速、可靠、彻底地止血。

（三）止血方法

1. 压迫止血法：手术中出血一般可先用纱布轻压，使微小血管破口缩小或闭合，血栓迅速形成，使出血停止。对较大的出血点亦可借压迫暂时止血，等待采取钳夹等其他方法处理。使用纱布压迫止血，应轻压固定原处 1~5min，然后在垂直方向移去，切忌来回擦拭，防止增加组织损伤，达不到止血目的。在某些情况下也可先用手指暂时按住出血点。鼻腔、子宫腔或直肠癌手术后骶前静脉丛等深在部位出血不易控制时，可用纱布填塞压迫，填塞处不留无效腔，保持相当压力。填塞物一般在手术后 3~5d 逐步松动后取出。

2. 结扎止血法：有单纯结扎和缝合结扎两种方法。

(1)单纯结扎：对于暂时压迫无效或较大血管的出血，一般均可使用止血钳夹住后结扎以止血。切开和分离组织时，一手持纱布压住出血处，待另一手接到止血钳靠近伤口时再逐步移开纱布，迅速准确地逐个夹住出血点，然后用丝线结扎(结扎线一般根据血管粗细或组织多少选择)。看到血管或预知有血管时，则先分离后钳夹再切断较为稳妥。钳夹时最好一次夹准，尽可能少夹周围组织。结扎时先竖起止血钳，将结扎线绕过钳夹点之下，将钳倒下，尖部翘起，打第一个结时，边打紧边轻轻松开止血钳，再打第二个结。结扎较大血管应打三结。过早放松止血钳或第一个结未扎紧时均易致线结滑脱。

(2)缝合结扎：主要是为了避免结扎线脱落，或因单纯结扎有困难时(如筋膜、瘢痕组织出血)使用。对系膜及网膜等含血管多的组织应分段钳夹切断后做贯穿缝合结扎，对较大血管在断端直接做贯穿结扎。

3. 电凝止血法：此法是用电凝器产生的高频电流使组织凝固止血，可用电凝器头直接电烙出血点，也可先用止血钳夹住出血点，再用电凝器接触止血钳柄而止血。电凝止血法的优点是迅速、省时，常用于待切除组织的大面积多数小出血点，或者面积较广的表浅小出血点或某些不易以结扎方法止血的出血处。此法缺点是效果不太可靠，凝固的组织易脱落而再次出血，而且对保留组织的止血采用此法止血的出血点太多时即有类似烧伤表现，将引起较大的反应。有凝血功能障碍时止血效果差。对有污染的伤口因使用电凝后易发生感染而不适用。

4. 止血剂止血法：对应用上述方法无效的渗血创面可用此法。常用的止血剂有氧化纤维、淀粉海绵及明胶海绵等。止血粉亦有应用，有时可用某些自体组织(如大网膜、肌肉碎片等)及生物胶(纤维蛋白原、凝血酶等)作为止血材料。

5. 血管阻断法：利用止血带的原理，在术中临时制止大出血或者预防出血。例如，对大动脉出血，要用拇指和食指捏住出血的来源，如胆囊手术时，误伤异常动脉，要立即将左手食指插入网膜孔，与肝十二指肠韧带前方的拇指紧捏搏动的肝动脉以暂时止血；对大静脉出血，要用手指按住出血处，如右肾切除时，误伤下腔动脉，就可用此法暂时止血。对脏器的血流阻断应限制时间，以免因组织细胞缺氧造成不良影响。

6. 血管修复法：对较大的血管损伤需行血管修复，以维持其分布区的血液循环。

此外，还有银夹、骨蜡及黏合剂(丁基氧丙烯酸酯、正丁基氧丙烯酸酯)的止血，前者多用于脑外科手术的止血，骨蜡多用于骨科手术的止血，而黏合剂是使创面黏合达到止血的一种方法，已用于临床。

三、结　扎

(一)目　的

结扎是手术中最常见、最重要的一项基本操作。钳夹止血和缝合都需要结扎。结扎熟练，可缩短手术时间。结扎是否牢靠与手术效果密切相关。如果打结不牢靠，甚至打结不正确，易出现松动、滑脱，可引起术后出血，轻则给患者带来痛苦，重则危及患者生命。

(二)线结的种类

1. 方结：又称平结，使用于所有手术。由两个方向相反的单结组成。拉紧后牢固可靠，不易松脱，用于较小血管和各种缝合时的结扎。

2. 外科结：打第一道结扣线交绕两次，摩擦面较大，打第二道结时不易松开，多用于结扎大血管。

3. 三叠结：在方结的基础上，再加一个单结，结扎更为牢固。用于结扎较大的动脉或在肠线、尼龙线打结时才用。

4. 假结：由两个方向相同的单结组成，易松脱。

5. 滑结：打结时，两手用力不均，只拉紧一根线，另一根线在其间绕圈所成，比假结更易滑脱。

假结和滑结是因方法不当造成的错误结，应予避免。

（三）打结的方法

1. 单手打结法：此法简便迅速，应用广泛。用左、右手均可。

2. 双手打结法：此法较稳妥，适用于线头较短、深部组织的结扎，或者组织张力较大时的结扎，但速度较慢。

3. 持针器打结法：用持针钳或止血钳打结，易于掌握，适用于线头过短或伤口深部不便用手打结处。

（四）打结的要点

1. 两手用力要均匀，其用力点与结扎点应成一直线，不可成角，以免线结松开或形成滑结。

2. 打第一道结时，拉线方向顺着线结的方向，并应慢慢地持续用力，打紧第一道结后再打第二道结。如第一道结方向不顺，即难以打紧，线还易于在线扣处折断。

3. 打第二道结时，注意第一道结不要松，必要时可用一把止血钳压住或轻轻夹住第一道结处，待第二道结扣至钳子时，迅速移去止血钳，同时继续扎紧第二道结。对于钼丝线等一类滑线，第二个线结打紧尤为重要。

四、解剖学分离

（一）目　的

将器官和组织与其周围结构分开，以达到显露、游离、切除的目的。分离方法有锐性分离和钝性分离。

（二）方　法

1. 锐性分离：锐性分离是利用手术刀和手术剪在直视下进行切割，将较致密的组织切开。动作要求准确、精细。

①用刀分离：易将分离组织牵拉在紧张状态下，利用右手的伸缩动作，使刀刃与分离组织垂直，做短距离切割；②用剪刀分离：将剪尖闭合伸入组织间隙，不易过深，然后张开剪尖，轻轻分离组织，在辨明无神经和血管的情况下，剪断组织。

2. 钝性分离：钝性分离主要用刀柄、血管钳、剪刀背、刀柄及剥离子（如花生米大小的小纱布球）或手指分离疏松组织、腹膜后间隙或良性肿块与正常组织之间隙，组织损伤较大。

五、手术野的显露

（一）目　的

手术野需有充分良好的显露，以便清楚地看到手术区的解剖关系，使操作易进行，且可保证安全。

（二）操作方法

1. 合适的体位：根据不同的手术选用不同的体位。

2. 合适的切口：切口选择原则。

3. 创钩的使用：根据手术过程中的需要选择不同的创钩。先由术者或第一助手把创钩置放于伤口内，再由第一助手、第二助手、或第三助手依术者所要求的方向、力量及部位持握，并随时以其需要变动位置和调整力量、部位等。

4. 用缝线牵引：特殊部位不适用创钩，可用缝线穿过皮下组织牵引之。

5. 大纱布垫：体腔内可用大纱布垫将有碍显露的脏器推开，再以创钩压持。

六、手术时伤口保护

(一)目 的

保持伤口的最小暴露面积，避免过多的体液蒸发，减少意外损伤和防止污染扩散。

(二)操作方法

1. 夹护皮巾或使用手术贴膜：较大的无菌切口，皮下组织止血结扎后，应用组织钳或缝合法将干纱布垫或无菌单与皮下组织固定，翻转覆盖皮肤，防止切口两侧皮肤残余的细菌污染伤口。

2. 保护清洁区域防止污染：手术中预计有污染可能的，整个手术野四周应再用无菌单掩盖，以便污染后移除，如胃肠道手术。进行大面积扩创术，切除一部分污染组织后，即应用湿纱布掩盖，以便在进行另一部分清创时不再被污染。

3. 污染的器械及敷料处理：手术进行中，一经污染的器械及敷料，不可再用于清洁处，用毕后即全部置于弯盆中移开。预计手术野内可能有污染的液体外溢时，可预置吸引器于一旁，以便随时抽吸。

4. 浅部伤口的清洗：手术将近完毕时，浅部伤口尽可能用温生理盐水冲洗，以清除残余的组织碎片、血块、液化的脂肪或沾落于创面的细菌及异物等。

七、伤口引流

(一)目 的

1. 排除脓肿或其他脓性病变的脓液和坏死组织。

2. 预防血液、渗出液及消化液等在体腔或手术野内蓄积，以免继发压迫、感染或组织损害。

3. 促使手术野无效腔缩小或闭合。

(二)引流的种类

1. 被动引流：有卷烟式引流、纱布或凡士林纱布引流、胶管或塑料管引流等，其液体排出凭借体内液体与大气之间的压力差，有时引流还有毛细管作用、虹吸作用或与体位相关。

这类引流大多为开放式，容易有逆行性或外源性感染，所以一般适用于浅部伤口和渗出物不多的深部伤口。开放式被动引流的另一缺点，是不易使无效腔迅速缩小。胸腔应保持负压，故需用水封瓶保持闭式引流。此外，以无菌引流袋连接胶管或塑料管的外口，也可避免引流管内逆行感染。

2. 主动引流：通过负压作用将体内液体吸出，可使无效腔迅速缩小。闭式吸引有防止逆行感染的优点，故使用于清洁或轻度感染的深部伤口。但引流管的内口或侧孔容易被周围组织封闭，近年来有半开放的套管吸引。套管前端有多个侧孔，近端有一小孔留在伤口外，内管吸引时套管前端的侧孔不易完全被周围组织封闭，因此引流作用比较充分。套管内还可插入双腔管，可供灌流之用。这种套管吸引适用于渗出、坏死较多的深部伤口，如腹部多器官损伤、坏死性胰腺炎等。

（三）常用引流物

1. 凡士林纱布：常用于浅表创面和脓肿的切开。

2. 橡皮片：多用于浅伤口或浅部脓肿引流。

3. 卷烟式引流：常用于深部脓肿及腹腔引流。

4. 橡皮管：常用于胸腔及深部伤口引流。注意管体不可太硬，以防止压坏组织。某些空腔脏器可用特制的橡皮管，如"T"形管。

（四）注意事项

·引流物的选择必须适当，其粗细、软硬及类型应根据具体情况决定，如适应证、引流的组织或脏器、引流物的性质和量等。

·引流物放置的部位必须正确，引流液体时，应放置在最低位。不要直接压迫重要的血管、神经或脏器，以免发生出血、瘫痪或肠瘘。体腔内的引流物最好不经原切口，以免发生切口感染、裂开或切口疝，应在邻近另戳一小口引出，必要时可做对口引流。

·引流物必须固定好，以免掉入体内或脱出。体腔或深部的引流物利用皮肤缝线固定，或在伤口外用别针固定，也可外加胶布固定。

·引流必须保持通畅，应经常检查，如发现不通，及时找出原因(受压，扭曲，引流管被血块、黏稠分泌物、坏死组织等堵塞)并予以排除，并应记录、观察引流物的量和性质。

·引流物拔除时间必须适当，预防性引流一般于术后 24～48h 一次拔除。深部引流物可视引流量的多少，逐渐拔出，拔出时稍加旋转，使之与周围组织分离，然后逐渐拔出，如有阻力切不可用力猛拔。内脏引流应达到治疗目的后才能拔除。不同部位引流物拔除时间不同，乳胶片为术后 1～2d，卷烟式引流 4～7d，T 形管 14d，胃肠减压管在肛门排气后。

八、伤口缝合

(一)目 的

将切开的组织对合靠拢，消除空隙、残腔，以利于组织愈合。

(二)适应证

手术切口和适宜一期缝合的新鲜创伤伤口。

(三)禁忌证

污染严重或化脓感染的伤口。

(四)器械准备(以腹部手术缝合为例)

缝线：1、4、7 号丝线；缝针一套；手术刀一把；无齿镊、有齿镊各一把；持针器一把；止血钳数把；线剪一把。

(五)操作方法

进针缝合时左手执有齿镊，提起皮肤边缘，右手执持针钳，用腕臂力由外旋进，顺缝合针的弧度刺入皮肤，经皮下从对侧切口皮缘穿出。拔针可用有齿镊顺针前端顺针的弧度外拔，同时持针器从针后部顺势前推；当针要完全拔出时，阻力已很小，可松开持针器，单用镊子夹针继续外拔，持针器迅速转位再夹针体（后 1/3 弧处），将针完全拔出。

（六）常见缝合方法

1. 间断缝合：最常用，一般组织均可用此法。

2. 连续缝合：常用于缝合腹膜及胃肠道等，有一定止血作用，但一处断开则可造成缝线松脱。

3. 毯边（锁边）缝合：是一种连续缝合，每针交锁，切缘对合整齐，有一定止血作用，常用于皮肤缝合、胃肠缝合时吻合后壁全层等。

4. 褥式缝合：有水平和垂直式两种缝合方法，水平褥式缝合除做间断缝合外还可做连续褥式缝合。做褥式缝合时，根据需要可使切缘内翻或外翻，如胃肠道用内翻缝合，吻合血管用外翻缝合；如缝合皮下组织较少的松弛皮肤，用间断垂直褥式缝合，可避免切缘内卷。

5. 荷包缝合：常用于缝合胃肠道小穿孔及包埋阑尾残端等。

6. "8"字形缝合：常用于缝合筋膜、腱膜、肌肉等。

7. 减张缝合法：用于缝合处组织张力大，全身情况较差时。

（七）注意事项

·按解剖层次由深而浅分层缝合，必须对合准确，不能留有无效腔。但有的部位，如上腹壁，几层结构（腹直肌后鞘、腹横筋膜、腹膜外脂肪层及腹膜）可并作一层缝合。

·两侧切缘缝线所包含的组织应是等量、对称和对合整齐。

·要注意针距和边距。打结松紧要适度，使创缘接触良好。

·要选用合适的缝线，包括粗细和类别。

·组织不同，缝合方法和要求各异。

九、拆　线

（一）目　的

在伤口愈合良好时去除保持皮肤张力的线结，保证伤口的良好愈合。

（二）适应证

不能吸收的皮肤缝线，均须在适当时间拆除。

一般头、面、颈在术后 4～5d 拆线，胸、腹部和一般切口在术后 7～10d 拆线，邻近关节部位的切口在术后 12～14d 拆线，减张缝合需 2 周以上。

（三）延迟拆线的指征

年老、体弱、营养不良、手术部位血液循环不佳、关节附近活动度大的切口。

（四）操作前准备

无菌敷料，无菌换药包，镊子，拆线剪刀。

（五）操作方法

先以 75% 酒精消毒皮肤，用无菌钳夹起线头，将埋在同侧组织的缝线拉出少许，于该处剪断，抽出。注意勿在外露缝线的任何一处剪断，以免部分外露缝线经伤口内抽出污染伤口。

手术基本操作考核标准

一、切 开

序号	项目	技术操作要求	分值	扣分
1	切开前准备（20分）	复杂切口应在预定切口区用深蓝色笔划标记线	2分	
		针对手术选用相应的麻醉方式	3分	
		手术区的消毒和铺单	5分	
		手术人员的消毒和无菌准备	5分	
		器械准备	5分	
2	操作过程（60分）	切开前绷紧皮肤	5分	
		执刀方式正确	5分	
		起刀时垂直将刀锋切入皮肤与皮下，移动时呈45°斜角，切口完成时使刀呈垂直位	25分	
		皮肤和皮下组织应在同一深度全层切开，然后按解剖层次切开	25分	
3	熟练性（10分）	操作熟练，无漏项，连贯性好	10分	
4	爱伤观念（10分）	动作轻柔、有人文关怀	10分	
	总分		100分	

二、止 血

序号	项目	技术操作要求	分值	扣分
1	操作过程（80分）	不同组织止血方法的选择	20分	
		持钳方法	20分	
		钳夹组织	20分	
		止血打结时，松钳时间的掌握	20分	
2	熟练性（10分）	操作熟练，无漏项，连贯性好	10分	

序号	项目	技术操作要求	分值	扣分
3	爱伤观念 （10分）	动作轻柔、有人文关怀	10分	
		总分	100分	

三、结 扎

序号	项目	技术操作要求	分值	扣分
1	单手打结 （24分）	无菌准备（操作者正确戴好口罩、帽子、无菌手套）	2分	
		打结时绕线	2分	
		打结时的拉线方向正确	4分	
		打第二结时，第一结不松开，结扎牢靠	4分	
		打结方法正确（不可打成假结、滑结）	5分	
		打结张力适当（打结器不能移动）	3分	
		压线时注意三点一线	4分	
2	器械打结 （16分）	用血管钳带线方法正确	2分	
		打结松紧要适宜	2分	
		剪线方法（一靠、二滑、三斜、四剪）	3分	
		皮肤缝线留线长度（0.5～1.0cm）	1分	
		每一个方结得1分，滑结不得分，最高6分	6分	
		操作环境未清理干净或丢弃不当，均不给分	2分	
3	其他打结方法 （40分）	双手打结方法正确	10分	
		外科结打结方法正确	10分	
		器械（用执针器或止血钳）打结方法正确	10分	
		深部血管打结方法正确	10分	
4	时间 （10分）	（方结）≥60个/分钟	10分	

序号	项目	技术操作要求	分值	扣分
5	熟练性 （5分）	操作熟练，无漏项，连贯性好	5分	
6	爱伤观念 （5分）	动作轻柔、有人文关怀	5分	
		总分	100分	

四、解剖学分离

序号	项目	技术操作要求	分值	扣分
1	锐性分离 （50分）	将分离组织牵拉在紧张状态下	10分	
		利用右手的伸缩动作，使刀刃与分离组织垂直	20分	
		做短距离的切割	20分	
2	钝性分离 （30分）	使用刀柄、血管钳、剪刀背、刀柄、剥离子或手指	15分	
		分离疏松组织、腹膜后间隙	15分	
3	熟练性 （10分）	操作熟练，无漏项，连贯性好	10分	
4	爱伤观念 （10分）	动作轻柔、有人文关怀	10分	
		总分	100分	

五、手术野的显露

序号	项目	技术操作要求	分值	扣分
1	操作过程 （80分）	合适的体位	10分	
		合适的切口	10分	
		创钩的使用	20分	
		用缝线牵引	20分	
		大纱布垫的使用，手术视野暴露效果应占分	20分	

序号	项目	技术操作要求	分值	扣分
2	熟练性 （10分）	操作熟练，无漏项，连贯性好	10分	
3	爱伤观念 （10分）	动作轻柔、有人文关怀	10分	
		总分	100分	

六、手术时伤口保护

序号	项目	技术操作要求	分值	扣分
1	操作过程 （80分）	夹护皮巾或使用手术贴膜	20分	
		保护清洁区域防止污染	20分	
		污染的器械及敷料处理	20分	
		浅部伤口的清洗	20分	
2	熟练性 （10分）	操作熟练，无漏项，连贯性好	10分	
3	爱伤观念 （10分）	动作轻柔、有人文关怀	10分	
		总分	100分	

七、伤口引流

序号	项目	技术操作要求	分值	扣分
1	操作过程 （80分）	引流物的选择必须适当	15分	
		引流物放置的部位必须正确，引流液体时，应放置在最低位	15分	
		引流物必须固定好，以免掉入体内或脱出	15分	
		引流必须保持通畅，应经常检查	15分	
		引流物拔除时间必须适当，预防性引流一般于术后24～48h一次拔出	20分	

续表

序号	项目	技术操作要求	分值	扣分
2	熟练性 (10分)	操作熟练，无漏项，连贯性好	10分	
3	爱伤观念 (10分)	动作轻柔、有人文关怀	10分	
		总分	100分	

八、缝 合

序号	项目	技术操作要求	分值	扣分
1	伤口皮肤 缝合 (12分)	戴口罩、帽子，操作者刷手后的无菌观念	2分	
		手术器械和物品准备齐全	2分	
		无菌准备(戴好口罩、帽子、手套)	1分	
		执针器执针方法(针的后1/3)，穿线(回头线约至1/3)	1分	
		下针与皮肤垂直	1分	
		注意针距和边距(针距1～2cm、边距0.5～1cm)	1分	
		分层缝合，对合良好，没有无效腔，缝合松紧适宜。	1分	
		皮肤缝合线的结要打在切口的一侧	2分	
		剪线方法正确，线头保留长度适宜	1分	
2	各种组织 缝合方法 (68分)	单纯间断缝合方法正确、稳重，操作顺序有条理、不慌乱，有无菌意识，操作熟练，结扎松紧适当，伤口对合良好，无裂口	5分	
		单纯连续缝合方法正确、稳重，操作顺序有条理、不慌乱，有无菌意识，操作熟练，针距边距适当	5分	
		"8"字形缝合方法正确、稳重，操作顺序有条理、不慌乱，有无菌意识，操作熟练。	5分	

序号	项目	技术操作要求	分值	扣分
		毯边缝合方法正确、稳重，操作顺序有条理、不慌乱，有无菌意识，操作熟练，针距边距适当，配合默契	5分	
		间断水平褥式内翻缝合方法正确、稳重，操作顺序有条理、不慌乱，有无菌意识，操作熟练	6分	
		连续水平褥式内翻缝合方法正确、稳重，操作顺序有条理、不慌乱，有无菌意识，操作熟练	6分	
		连续全层水平褥式内翻缝合方法正确、稳重，操作顺序有条理、不慌乱，有无菌意识，操作熟练	6分	
		荷包口内翻缝合方法方法正确、稳重，操作顺序有条理、不慌乱，有无菌意识，操作熟练	6分	
		间断水平褥式外翻缝合方法正确、稳重，操作顺序有条理、不慌乱，有无菌意识，操作熟练	6分	
		间断垂直褥式外翻缝合方法正确、稳重，操作顺序有条理、不慌乱，有无菌意识，操作熟练	6分	
		连续外翻缝合方法正确、稳重，操作顺序有条理、不慌乱，有无菌意识，操作熟练	6分	
		减张缝合方法正确、稳重，操作顺序有条理、不慌乱，有无菌意识，操作熟练。	6分	
3	熟练性（10分）	操作熟练，无漏项，连贯性好	10分	
4	爱伤观念（10分）	动作轻柔、有人文关怀	10分	
总分			100分	

九、拆　线

序号	项目	技术操作要求	分值	扣分
1	操作过程 (80分)	无菌敷料，无菌换药包，镊子，拆线剪刀	8分	
		拆线前是否消毒皮肤缝合切口	6分	
		执剪方法	6分	
		拉线正确(用无菌镊夹起线头，将埋在同侧组织的缝线拉出少许)	10分	
		拆线完毕后进行切口消毒	10分	
		各个部位拆线时间(一般头、面、颈在术后4~5d拆线，胸、腹部和一般切口在术后7~10d拆线，邻近关节部位的切口在术后12~14d拆线，减张缝合需2周以上)	30分	
		延迟拆线的指征	10分	
2	熟练性 (10分)	操作熟练，无漏项，连贯性好	10分	
3	爱伤观念 (10分)	动作轻柔、有人文关怀　操作前告知患者应有体现	10分	
总分			100分	

清创缝合
debridement and suturing

一、概　念

清创缝合是指对开放伤口进行外科清创后，再利用缝合技术使其闭合的外科操作技术。

二、目　的

1. 使污染伤口成为清洁伤口。
2. 使开放伤口成为闭合伤口。

三、适应证

1. 急性清洁伤口。

2. 急性污染伤口，但可以通过清创成为清洁伤口，从而直接缝合。

3. 陈旧性伤口，但污染或感染已得到控制，可以通过清创后直接缝合。

四、禁忌证

1. 有严重感染倾向的急性伤口，如锐器伤、动物咬伤等。

2. 污染重，难以一次性彻底清创的急性伤口，如伴有较多微小碎片残留的爆炸伤口。

3. 坏死组织界限尚不明确的急性伤口，如电损伤等。

4. 污染或感染尚未得到有效控制，或坏死组织界限仍不清楚的陈旧性伤口。

5. 组织缺损大，不能直接拉拢缝合，只能通过植皮或皮瓣转移技术等修复的伤口。

6. 全身情况差，如伴有严重的凝血功能障碍，颅脑、胸腹部脏器伤甚至休克等危及生命的并发症。

五、操作前准备

（一）操作者及环境准备

1. 告知患者或家属清创缝合的目的、过程及注意事项等，签署手术知情同意书。

2. 下医嘱，准备用药，如局部麻醉需使用的盐酸利多卡因等。

3. 穿洗手衣，戴帽子、口罩，洗手或手消毒。

4. 操作者站立于患侧。

5. 清创缝合场所：专用的清创缝合室或手术室。

6. 如果伤口较大或伤情复杂时需要由主刀和助手两人配合完成操作。

（二）物品准备

1. 清创缝合包：包括换药碗、弯盘、镊子、剪刀、刀柄、刀片、持针器、缝合针线、止血钳及手术单、纱布、棉球等若干。

2. 伤口消毒剂：0.5% 碘伏或 2.5% 碘酊、75% 酒精、洗必泰等。

3. 伤口清洗液：生理盐水（外用）、过氧化氢液等。

4. 其他用品：无菌手套、注射器、纱布敷料、胶布、绷带等。

5. 打开清创缝合包，向换药碗或弯盘内倒入适量碘伏或酒精等消毒液，另一个换药碗可酌情倒入过氧化氢液、外用生理盐水等伤口清洗液。

（三）伤口准备

1. 根据患者伤情及部位，选择恰当的体位。

2. 脱去或移除衣物，显露伤口及其周围大约 10～20cm 范围的正常皮肤。如为头部或肢体等毛发浓密的部位，可用剪刀或备皮刀将伤口周围的毛发剔除。揭除覆盖伤口的胶布和纱布等外层敷料，为预防伤口内出血，可保留伤口内层的敷料。

六、操作步骤

（一）清洗伤口周围污渍

用无菌纱布覆盖伤口，避免清洗过程中的污渍流入伤口内。用棉签或纱布蘸外用生理盐水擦洗伤口周围皮肤，将沾染的血痂、毛发、尘土、异物等擦除，再用生理盐水冲洗干净，擦干。对于沾染的油污等难以去除时，也可用软毛刷蘸肥皂水（或松节油等）仔细刷除、洗净。此步骤也可在助手协助下完成。伤口周围清洗完毕后脱掉手套，再次洗手和手消毒。

（二）消毒铺单

用无菌棉签或持无菌镊夹棉球蘸碘伏或酒精消毒伤口周围正常皮肤，范围为伤口周围 5～10cm（视伤口大小而定），顺序是由周围向伤口方向，至少消毒两遍。伤口内可倒入适量碘伏溶液起到浸泡消毒的作用。注意：酒精（包括含有酒精的碘酊等）对开放伤口及黏膜有刺激性，可造成组织损伤且可引起剧烈疼痛，因此不能用于伤口内的冲洗和消毒。按照无菌要求铺手术单（如洞巾等），显露伤口。注意：显露的术区应小于皮肤消毒的范围。消毒铺单完毕再次手消毒，戴手套。注意：如果伤口大或操作时间长，可以先穿手术衣再戴手套。

（三）局部麻醉

用注射器抽取 2% 盐酸利多卡因注射液，做局部浸润麻醉时可稀释到 0.5% 甚至 0.25%，做神经阻滞麻醉时可用原液或稀释到 1%。

根据伤口的大小和深度确定局麻药的用量。浸润麻醉注射层次：沿伤口周缘紧贴皮下注射，如伤口较深时也可以向深部组织内注射。注射时应避开血管、神经等重要结构，同时边注射边回抽，避免将麻药注入血管内。注意：局麻药使用不可过量。

（四）检查伤情

麻醉起效后，去除伤口内的敷料，仔细检查伤口情况，包括伤口的范围、损伤的层次、受损的组织结构、有无活动性出血、有无沾染的异物或污染物等。

（五）清　创

首先用过氧化氢液和生理盐水交替冲洗伤口 3 遍，将伤口内的血渍、污染物等冲洗干净。再用镊子和剪刀将伤口内残留的污染物、挫伤碎裂等无法修复的失活及坏死组织仔细清除。一般可根据伤口部位和致伤原因（如锐器伤或钝挫伤等）将伤口两侧皮缘去掉 1～3mm，以保证缝合后不会发生皮缘坏死。再根据组织层次，将伤口两侧的皮下组织、皮肤等逐层复位，供下一步缝合。注意：清创过程中如有活动性出血，应立即止血。伤口内清理完毕再次用过氧化氢液和生理盐水交替冲洗 3 遍，用无菌纱布擦干。

（六）缝　合

按照由深到浅、分层缝合、不留死腔的原则逐层缝合深部组织、深筋膜、皮下脂肪（浅筋膜）和皮肤。根据不同组织的性质和功能特点选择合适的缝线和缝合方法。如：肌腱要用韧性强、较粗的无损伤线，采用 Kessler 等缝合方法；深筋膜要用韧性强、较粗的无损伤线，采用"8"字缝合或连续缝合；血管、神经要用显微针线甚至在放大镜或显微镜下缝合；而无张力的皮下组织可以用可吸收线间断缝合，采用"深入浅出，浅入深出"的缝合方法可以将线结埋在皮下组织深面，有利于预防术后线头外露等问题；缝合好深层结构及皮下组织以后，可以全层间断缝合皮肤，也可以针对面部等特殊部位或者患者的美容需求，采用真皮下"心形缝合"以保证两侧皮缘外翻，再用更细的美容针线缝合最外层皮肤，可以更好地预防切口瘢痕形成、获得更佳的美容效果。缝合完毕，根据伤口受污染的情况确定是否在伤口内留置引流片(管)。

（七）包扎固定

先剪一块稍大于伤口的薄纱布块(2~4层，长宽分别超出伤口范围约2cm)，用碘伏或酒精浸湿后拧干，贴敷于伤口表面，外面再用大纱布块覆盖，纱布块的范围超出伤口范围约3~5cm，纱布的厚度根据伤口渗出的多少而定，一般1~3块。纱布外用胶布粘贴固定。对于较大或位于肢体的伤口，为避免纱布蹭掉，也可外用绷带缠绕包扎，压力要适当，还可以起到压迫伤口以减少出血、渗液等作用。位于关节部位的伤口，为预防术后关节活动导致伤口裂开或愈合不良，应采取石膏、夹板或支具固定等制动措施。

（八）操作中注意

要严格遵守无菌原则，缝合动作要求稳、准、轻、巧。操作过程中还要注意观察患者的反应及全身情况。因操作在局麻下进行，患者为清醒状态。如患者疼痛剧烈时应停止操作，给予言语安慰或解释，必要时追加局麻药，直至患者情绪稳定后再继续完成操作。如遇特殊情况，如疼痛或出血刺激等引起心率加快、血压升高或降低甚至晕厥等，应立即停止操作并采取相应救治措施。

（九）操作后处置

收集所有手术器械置于器械盒待处置，棉球、纱布敷料等物品作为医疗垃圾置于黄色医疗垃圾袋中。脱手套，洗手或手消毒。

七、并发症及处理

1. 清创缝合过程中的并发症及处理：个别患者可因疼痛或出血刺激等导致心律失常、血压升高或降低，甚至晕厥。患者一般体质较弱或精神紧张，伤口处理过程中沉默不语，严重者出现突然意识丧失、倒地、面色苍白、呼之不应等情况，检查可伴有呼吸、心率加快，血压升高或降低等。此时应立即停止操作，让患者平卧，给予吸氧，监测血压、心率和呼吸。必要时建立静脉通路给予输液治疗。经过上述处置，多数患者可自行缓解；否则应采取进一步治疗措施。

此外，局麻药过敏或中毒为罕见的并发症。患者可表现为心律失常、血压降低、呼吸困难甚至休克。应立即停止操作，让患者平卧，给予吸氧，监测血压、心率、呼吸和心电图等，同时建立静脉通路给予输液对症治疗。及时发现、及时处理，患者一般预后良好。

2. 缝合后的并发症及处理：清创缝合后应定期换药，查看伤口愈合情况。如伤口局部出现红、肿、热（局部皮温高或体温升高）、痛，以及伤口裂开、皮缘坏死等应考虑到伤口愈合不良的问题，例如有无出血、感染、血肿、积液、皮缘张力过大、伤口对位不良或关节制动不良等，并针对原因给予相应处理，必要时拆除缝线，进一步探查伤口，解决相关问题后再二次清创缝合。对于感染风险较高的伤口，可口服或静脉滴注敏感抗生素以预防和控制感染。

除了关注伤口情况以外，还应该注意位于四肢的伤口采用绑带加压缠绕包扎时，应观察包扎部位远端肢体的血运；如发现手指或足趾末端青紫或甲床色苍白，充盈反应减慢或消失，皮温低，以及患肢明显胀、痛不适时，可能与包扎过紧阻断血液循环有关，应立即松解绷带，解除压迫，观察肢体远端血液循环变化，必要时采取保温或改善微循环等措施。

参考文献

[1]李开宗,岳树强.普通外科医师培训手册[M].北京：人民军医出版社,
　2015.

[2]杨镇.外科实习医师手册[M].4版.北京：人民卫生出版社,2012.

清创缝合考核标准

序号	项目	技术操作要求	分值	扣分
1	职业规范 （3分）	着装干净整洁，言行举止得体	3分	
2	操作者 准备 （8分）	向患者交代操作目的、过程等，签手术同意书	3分	
		穿洗手衣，戴帽子、口罩，洗手或手消毒	5分	
3	物品准备 （8分）	备齐用物：清创缝合包、消毒剂、清洗液、纱布、局麻药、注射器等	8分	
4	伤口准备 （8分）	选择合适体位，操作者站于患侧，显露伤口部位，去除外层敷料，洗手或手消毒，戴手套	8分	
5	清创缝合 （45分）	清洗伤口周围污渍：无菌纱布覆盖伤口，擦洗周围皮肤沾染的血痂、尘土、异物等，冲洗，擦干	5分	
		消毒铺单：用无菌镊夹棉球蘸消毒液擦拭伤口周边，注意消毒范围及顺序，铺手术单	10分	
		局部麻醉：用注射器抽取盐酸利多卡因做局部浸润麻醉，注意注射层次、方法和注意事项	5分	
		清创：用过氧化氢液和生理盐水交替冲洗伤口，仔细清除伤口内的污染物、失活及坏死组织，再次洗净	5分	
		缝合：按照由深到浅、分层缝合、不留死腔的原则逐层缝合损伤组织	10分	
		包扎固定：内层消毒敷料，外层干纱布敷料，注意厚度及范围，胶布粘贴或绷带缠绕包扎固定	5分	
		操作后处置：物品归类，医疗垃圾处置，洗手	5分	
6	操作后 观察 （8分）	伤口愈合情况，肢体远端血运，敷料渗透情况等	8分	

序号	项目	技术操作要求	分值	扣分
7	无菌性 （10分）	严格无菌操作	10分	
8	熟练性 （5分）	熟练操作、不缺项、连贯性好	5分	
9	爱伤观念 （5分）	动作稳、准、轻、巧，态度认真、人文关怀好	5分	
总分			100分	

伤口换药
wound dressing change

一、概　念

伤口换药是指运用外科无菌技术对伤口进行检查、消毒、清理及重新包扎的操作过程。

二、目　的

1. 检查伤口，了解愈合情况。

2. 清理伤口，预防感染、血肿等并发症。

3. 应用药物或敷料，促进伤口愈合。

4. 通过包扎、制动，保护伤口。

三、适应证

1. 已经缝合的清洁伤口，如外科术后切口。

2. 尚未愈合或愈合不良的伤口，如术后伤口裂开、伤口积血、渗液等。

3. 因为污染或感染而不能直接缝合的伤口，如动物咬伤。

4. 各种慢性创面，如糖尿病足溃疡、褥疮、窦道等。

5. 特殊类型的伤口，如烧伤创面。

四、禁忌证

1. 全身情况较差，不能耐受换药带来的疼痛等不适。

2. 严重的凝血功能障碍。

3. 伴有休克或颅脑、胸腹部脏器伤等危及生命的并发症。

五、操作前准备

（一）操作者及环境准备

1. 告知患者及其家属换药的目的、过程和注意事项等。

2. 下达医嘱，准备特殊用药（如促进伤口愈合的药物等）。

3. 穿工作服，戴帽子、口罩，洗手或手消毒。

4. 换药场所：可根据患者行动是否便利，选择在换药室或床旁进行，避开病室清扫、患者进餐及亲属探视时间，并要求无关人员回避。如为隐私部位注意为患者适当遮挡。

（二）换药用品准

1. 无菌换药包：包括两个换药碗、两把镊子、一把剪刀及纱布、棉球若干。

2. 伤口消毒剂：0.5% 碘伏或 2.5% 碘酊、75% 酒精、洗必泰等。

3. 伤口清洗液：生理盐水（外用）、过氧化氢液等。

4. 其他用品：无菌手套、纱布敷料、胶布、绷带等。

5. 打开无菌换药包，向换药碗内倒入适量碘伏或酒精等消毒液，或酌情倒入过氧化氢液、外用生理盐水等伤口清洗液。

（三）伤口准备

1. 根据患者伤情及部位，选择恰当的体位。

2. 移开衣物，显露伤口及其周围大约 10cm 范围的正常皮肤，揭除胶布和伤口外层敷料。

六、操作步骤

1. 检查伤口：持无菌镊揭开伤口内层敷料，如果敷料因血痂或渗出物等与伤口粘连紧密，可以用消毒液或生理盐水浸泡片刻，再轻轻移除敷料。首先查看伤口有无裂开、红肿、渗出、皮缘对合不良或发黑坏死以及是否伴有剧痛、异味等异常情况，判断伤口是否有裂开、感染、血肿、积液等愈合不良情况。

2. 消毒伤口：如为愈合良好的闭合性手术切口，用无菌镊夹持棉球，蘸碘伏或酒精等消毒液（一把无菌镊夹持换药碗中的无菌棉球，传递给另外一把镊子，在伤口上进行消毒，传递过程中，两把镊子不能接触，并始终保持镊子头部朝下），擦拭伤口及周边皮肤，范围为伤口周围 3～5cm，顺序是由伤口中心向周围擦拭，擦拭 3 遍；如果手术切口愈合不良或为开放性伤口，只消毒伤口周围正常皮肤，顺序是由周围向伤口皮缘方向擦拭。

3. 清理伤口：用镊子和剪刀将伤口及其周围的血渍、渗出物等清理干净。如果手术切口愈合不良，应判断原因是否为感染、血肿、积液、张力过大等，并采取相应处理，如拆除缝线、敞开伤口引流、清理伤口内的脓性分泌物、积血或积液、污染物及坏死组织等，可参考以下开放伤口的处理。

如为开放性伤口，应戴无菌手套。先用适量碘伏或过氧化氢液、生理盐水溶液冲洗伤口，然后用镊子和剪刀仔细清除伤口内残存的感染渗出物、污染物及坏死组织等，并注意止血。清理干净后再次将伤口冲洗干净，用无菌纱布蘸干。注意：酒精（包括含有酒精的碘酊等）对开放伤口及黏膜有刺激性，可造成组织损伤且可引起剧烈疼痛，因此不能用于开放伤口的冲洗和消毒。

4. 再次消毒：换持另一把清洁的无菌镊夹持棉球蘸碘伏再次消毒伤口及其周围，消毒范围和顺序同第一次消毒。

5. 包扎伤口：如为干燥清洁、愈合良好的闭合性手术切口，先剪一块稍大于伤口的薄纱布块（2～4 层，长宽分别超出伤口范围约 2cm），用碘伏或酒精浸湿后拧干，贴敷于伤口表面，外面再用大纱布块覆盖，纱布块的范围超出伤口范围约 3～5cm，纱布的厚度根据伤口渗出的多少而定，一般 1～3 块。纱布外用胶布粘贴固定。

如为愈合不良的手术切口或其他开放性伤口，可根据伤口污染或感染的情况，在伤口中放入外科引流片或者浸有碘伏或生理盐水等的湿纱布条（块）或油纱布及其他伤口敷料等，起到湿敷、引流伤口、促进愈合的作用，外面再用干纱布块覆盖。纱布的厚度应视伤口渗出的多少而定。纱布块可用胶布粘贴固定。对于较大或位于肢体的伤口，为避免纱布蹭掉，也可外用绷带缠绕包扎，压力适当，还可起到压迫伤口以减少出血、渗液等作用。

6. 操作中注意：除要遵守无菌原则以外，换药动作要求轻、准、稳。还要注意观察患者的反应及全身情况。如患者疼痛剧烈时应给予言语安慰或解释，必要时停止操作，待患者情绪稳定后再继续。如遇特殊情况，如疼痛或出血刺激等引起的心率加快、血压升高或降低甚至晕厥等应立即采取救治措施。

7. 操作后处置：收集使用过的换药碗和器械、棉球、纱布敷料等，将剪刀等器械置于器械盒待处置，其他物品作为医疗垃圾置于黄色医疗垃圾袋中。摘除手套，洗手或手消毒。

七、并发症及处理

1. 换药中的并发症及处理：对于愈合良好的手术切口，换药操作以伤口消毒为主，快速无创，一般不会引起患者不适或并发症；对于愈合不良的手术切口或者开放伤口，换药过程中可能出现的严重情况应为由疼痛或出血、刺激等导致的心率加快、血压升高或降低甚至晕厥。患者一般体质较弱或精神紧张，严重者出现突然意识丧失、倒地、面色苍白、呼之不应等情况，检查可伴有呼吸、心率加快，血压升高或降低等。此时应立即停止操作，让患者平卧，给予吸氧，监测血压、心率和呼吸。必要时建立静脉通路给予输液治疗。经过上述处置，多数患者可自行缓解；否则应给予进一步治疗措施。若为门诊患者，应待患者完全清醒、肢体力量恢复以后，在家属陪同下离开。

2. 换药后的并发症及处理：换药后应定期查看伤口情况。特别应该注意的是位于四肢的伤口采用绑带加压缠绕包扎时，应观察包扎部位远端肢体的血运。如果发现手指或足趾末端青紫或甲床色苍白，充盈反应减慢或消失，皮温低，以及患肢明显胀、痛不适时，可能与包扎过紧阻断血液循环有关，应立即松解绷带，解除压迫，继续观察肢体远端血循环变化，必要时采取保温或改善微循环等措施。此外还要观察敷料渗透情况：如果敷料渗液量大、渗透速度快，或为脓性或血性异常渗液，应及时打开敷料进行检查和处理，保持敷料外层干燥、清洁；如果发现敷料松脱，应重新换药包扎。

参考文献

[1]李开宗,岳树强.普通外科医师培训手册[M].北京：人民军医出版社,2015.

[2]杨镇.外科实习医师手册[M].4版.北京：人民卫生出版社,2012.

伤口换药考核标准

序号	项目	技术操作要求	分值	扣分
1	职业规范（3分）	着装干净整洁，言行稳重得体	3分	
2	操作者准备（8分）	穿工作服，戴帽子、口罩，洗手或手消毒，向患者交代换药目的及过程	8分	
3	物品准备（8分）	备齐用物：无菌换药包、消毒液、纱布敷料等，打开换药包，向换药碗内倒入消毒液或清洗液	8分	
4	伤口准备（8分）	操作者站立于患侧，显露伤口部位，揭除胶布和外层敷料，再次洗手或手消毒，或戴无菌手套	8分	
5	换药操作（45分）	检查伤口：查看伤口有无裂开、红肿等异常情况，判断伤口愈合状况	5分	
		消毒伤口：用无菌镊夹棉球蘸消毒液，擦拭伤口及周边，注意顺序及范围	10分	
		清理伤口：清理伤口及其周围的血渍、渗出物，如伤口愈合不良，采取相应处理	5分	
		再次消毒：换持另一把清洁的无菌镊再次消毒伤口及其周围	5分	
		包扎伤口：内层消毒敷料，外层干纱布敷料，注意厚度及范围，胶布粘贴固定	10分	
		操作中注意：观察患者情绪及全身反应	5分	
		操作后处置：物品归类，医疗垃圾处理，洗手	5分	
6	换药后观察（8分）	肢体远端血运，敷料渗透、松脱等情况	8分	
7	无菌性（10分）	严格无菌操作	10分	

序号	项目	技术操作要求	分值	扣分
8	熟练性 （5分）	熟练操作、不缺项、连贯性好	5分	
9	爱伤观念 （5分）	动作轻、准、稳，态度认真，人文关怀好	5分	
		总分	100分	

中心静脉穿刺置管术
central venous catheterization

一、概　念

经皮穿刺不同部位的周围静脉(右颈内静脉、锁骨下静脉、股静脉)将导管置入到上腔静脉或下腔静脉的技术。

二、目　的

1. 中心静脉压监测。

2. 提供除外周静脉的输液通路。

3. 经中心静脉各种治疗及操作。

三、适应证

1. 外周静脉穿刺困难患者。

2. 需要长期静脉输入刺激性或高渗性药物患者。

3. 需要多腔同时输注几种不同药物患者。

4. 需要为快速容量复苏提供保障的患者。

5. 需要血流动力学监测的各类危重患者。

6. 需要经中心静脉进行各种操作和治疗的患者(放置起搏器、持续血液滤过)。

7. 需要抽吸气栓的患者。

四、禁忌证

1、绝对禁忌证：上腔静脉综合征、穿刺部位局部感染及血栓形成者、上腔静脉综合征、穿刺部位局部感染 、血栓形成 。

2、相对禁忌证：凝血功能障碍者。

五、操作前准备

（一）用品准备

1. 穿刺辅助包（含洞巾、纱布、弯盘、持针器、缝合针线）。

2. 穿刺包（含穿刺针、扩张器、金属导丝、CVP 导管，固定器，肝素帽、刀片、贴膜等）。

3. 5mL 无菌注射器、2%利多卡因、消毒液、稀释肝素盐水、无菌手套、心电监护仪。

（二）压力监测装置的准备

包括压力袋、肝素盐水、压力管道和管道冲洗装置、换能器和监护仪。检查管道连接旋钮和开关的位置，管道充液并需排空气泡，连接监护仪，使用前应调节零点。

（三）操作者准备

1. 核对患者信息。

2. 确定穿刺位置，患者穿刺部位局部备皮。

（四）患者准备

1. 核对患者的血小板计数、凝血功能、感染指标等。

2. 向患者或家属解释操作过程，签署知情同意书。

六、操作步骤

（一）颈内静脉穿刺、置管

解剖：颈内静脉起始于颅底，在颈部全程由胸锁乳突肌覆盖。上部颈内静脉位于胸锁乳突肌前缘内侧，中部位于胸锁乳突肌锁骨头前缘的下面、颈总动脉的前外方，在胸锁关节处与锁骨下静脉汇合成无名静脉入上腔静脉。右颈内静脉与无名静脉和上腔静脉几乎呈直线，再者胸导管位于左侧且右侧胸膜顶低于左侧，因此临床上多选择右侧颈内静脉作为穿刺途径。

颈内静脉穿刺、置管可采用前路、中路和后路。虽然进路各有不同，但操作技术基本上是一致的。现以右侧颈内静脉中路插管技术为例加以说明。

1. 体位：平卧位、头低 20°～30°，右肩背部略垫高，头略转向左侧，使右侧颈部伸展（图 1）。

2. 穿刺点定位：触摸胸锁乳突肌的胸骨头和锁骨头以及与锁骨所形成的三角，在三角形的顶端处约离锁骨上缘 2～3 横指作为穿侧点（图 1）。

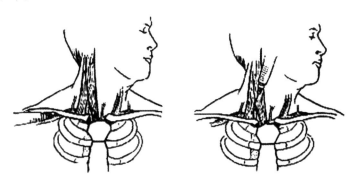

图 1　颈内静脉穿刺体位及穿刺点定位

3. 消毒铺单：消毒范围上至下颌角，下至乳头水平，内侧过胸骨中线，外侧至腋前线。操作者戴无菌手套，铺无菌洞巾。若患者在清醒状态下穿刺，则需要逐层行局部浸润麻醉。

4. 试穿：使用 5mL 注射器作为试探针，针干与皮肤呈 30°～45°角，针尖指向同侧乳头。保持注射器内轻度持续负压，回吸见有暗红色血液，提示针尖已进入静脉。确认方向、角度和进针深度，然后拔出试探针。

5. 穿刺针穿刺：按试穿针的角度、方向及深度用 18G 穿刺针进行穿刺。边进针边回抽，当血液回抽和注入十分通畅时，固定好穿刺针，使用平头压力探针测试压力，如未见波动性、鲜红血液流出，则可以确认穿刺针在静脉内。

6. 置入导丝：从 18G 穿刺针内插入"J"形导引钢丝约 30cm（其中穿刺针及注射器总长约为 20cm，导引钢丝进入血管约 10cm），插入过程尤应注意心律变化。导引钢丝达到 30cm 后，相对固定"J"形钢丝，退出穿刺针，压迫穿刺点。此时应注意导引钢丝进入体内的长度最好不要超过 15cm，以防导引钢丝刺激心脏，出现心律失常。

7. 扩皮肤：尖头刀片扩皮后，使用扩张器扩张皮肤及皮下组织。

8. 引入导管：将导管套在导引钢丝外面，左手拿导引钢丝尾端，右手将导管置入，待导管进入颈内静脉后，边退钢丝边推进导管。成人置管深度约为 12～15cm。

9. 验证导管位于静脉内：回抽导管内血液通畅，并使用盐水冲洗，盖上肝素帽，覆盖无菌敷料。接上 CVP 测压管或输液管，测压管需用肝素生理盐水冲洗一次。

10. 操作完毕后，应拍摄 X 线片确定导管位置及走向。

（二）锁骨下静脉穿刺、置管

锁骨下静脉是腋静脉的延续，起于第 1 肋骨的外侧缘，成人长约 3～4cm。静脉前面为锁骨的内侧缘，下面是第 1 肋骨宽阔的上表面，后面为前斜角肌。

1. 体位：患者平卧，肩下垫薄枕，头低 20°～30°，并偏向对侧。穿刺侧上肢下垂于体侧并略外展，保持锁骨略向前，使锁肋间隙张开以便于进针。锁骨下静脉穿刺有经锁骨下和锁骨上两种入路，常采用经锁骨下入路。

2. 消毒、铺巾、局部麻醉后于锁骨中、外 1/3 交界处，锁骨下方约 1cm 处为进针点，针尖指向胸骨上窝。穿刺过程中尽量保持穿刺针与胸壁呈水平位、贴近锁骨后缘。

3. 其他操作同颈内静脉穿刺。

（三）股静脉穿刺、置管

股静脉位于股三角区域，与股动脉、股神经相伴行，由外向内分别为股神经、股动脉、股静脉。股静脉在腹股沟韧带中点下方，股静脉位置恒定。

1. 体位：患者平卧，头高 20°～30°，下肢略外展。

2. 穿刺点定位：在腹股沟韧带下方中点触及股动脉搏动，于搏动内侧 0.5～1cm 进针。

3. 其他操作同上述静脉穿刺。

七、并发症及处理

1. 误穿动脉：常见于颈动脉损伤，出现动脉损伤后，立即拔针进行压迫止血 10～15min 处理。

2. 气胸：主要因为锁骨下静脉穿刺进针部位较低或进针过深所致，是最常见的并发症。大多为局限性，患者可无症状，多可自行闭合。呼吸困难者同侧呼吸音减低，胸片可确诊，治疗措施可行胸膜腔穿刺抽气或胸腔闭式引流。

3. 空气栓塞：少量空气栓塞多无症状，大量空气快速进入右心室时临床表现为咳嗽、呼吸困难、胸痛、发绀等，应尽快经穿刺针或导管抽吸空气。

4. 神经损伤：颈内静脉穿刺进针太偏外侧，损伤臂丛神经。表现为上臂触电样麻木或上臂抽动，此时应立即退出穿刺针重新定位进行穿刺。

5. 心律失常：主要原因为导丝或导管置入过深刺激引起，发生心律失常后立即将导丝或导管退出即可消除心律失常。

6. 导管相关性感染：患者出现不明原因的寒战、发热、白细胞计数升高、局部红肿时，进行导管拔除前需行外周血培养和导管培养，若为相同微生物即可明确诊断。主要预防措施有手卫生、置管时严格无菌操作、定时对操作创面进行消毒换药。

7. 血栓形成：多见于长期置管或高营养治疗的患者，超声发现血栓形成应立即拔除导管。注意液体的持续滴定和定期用肝素生理盐水冲管。

8. 血胸、胸腔积液：此类并发症少见并较隐匿，发现后往往已导致严重后果并危及生命，需尽快行胸腔探查。穿刺中误将静脉穿透同时又将胸膜刺破，则形成血胸，若中心静脉导管误入胸腔内，输注液体后可引起胸腔积液。因此，置管后应常规仔细回抽查看导管侧孔是否位于血管内。

参考文献

[1] 邓小明，姚尚龙，于布为，等. 现代麻醉学[M]. 北京：人民卫生出版社，2014.

中心静脉穿刺置管（颈内静脉）考核标准

序号	项目	技术操作要求	分值	扣分
1	职业规范（2分）	服装、鞋帽整洁	2分	
2	物品准备（5分）	备齐用物	3分	
		携用物至病床前	2分	
3	患者准备（10分）	向患者或家属解释操作过程，签署知情同意书	5分	
		摆放体位：患者仰卧，头低位20°~30°，头偏向对侧	5分	
4	操作（48分）	确定穿刺点：以胸锁乳突肌的锁骨头、胸骨头和锁骨三者形成的三角区顶点为穿刺点	10分	
		戴口罩、帽子，穿无菌隔离衣，戴无菌手套	5分	
		常规消毒、铺巾，用2%利多卡因局部麻醉	5分	
		用带有肝素生理盐水的注射器，接上穿刺针，左手食指定点，右手持针，在选定的穿刺点进针，针轴与额平面呈45°，指向同侧乳头	10分	
		进针的深度一般为2.5~3.0cm，以针尖不超过锁骨为度，边进针边抽回血	5分	
		当血液回抽十分通畅时，经注射器针尾插入导丝，退出穿刺针，沿导丝置入扩张器扩张皮下，退出扩张器，再沿导丝插入静脉导管，一般导管插入深度为12~15cm	5分	
		确认导管回血通畅，连接液体或测压系统	5分	
		用纱布或透明贴膜覆盖局部	3分	
5	无菌性（10分）	严格无菌操作	10分	
6	准确性（10分）	穿刺点定位准确、穿刺方向正确	10分	

续表

序号	项目	技术操作要求	分值	扣分
7	熟练性 （10分）	熟练操作、不缺项、连贯性好	10分	
8	爱伤观念 （5分）	动作轻柔、态度认真、人文关怀好	5分	
总分			100分	

胸膜腔穿刺术
thoracentesis

一、概　念

胸膜腔穿刺术（thoracentesis），简称胸穿，是指对有胸腔积液（或气胸）的患者，为了诊断和（或）治疗疾病的需要而通过胸腔穿刺抽取胸膜腔积液或气体的一种技术。

二、目　的

1. 取胸腔积液进行一般性状检测、化学检测、显微镜监测和细菌学检测，明确积液的性质，寻找引起积液的病因。

2. 抽出胸膜腔的积液和积气，减轻液体或气体对肺组织的压迫，使肺组织复张，缓解患者的呼吸困难等症状。

3. 抽吸胸膜腔的脓液，进行胸腔冲洗，治疗脓胸。

4. 胸膜腔给药，向胸腔注入抗生素或抗癌药物。

三、适应证

1. 诊断性：原因不明的胸腔积液，可做诊断性穿刺，做胸腔积液涂片、培养、细胞学和生化学检查以明确病因，并可检查肺部情况。

2. 治疗性：通过抽液、抽气或胸腔减压治疗单侧或双侧胸腔大量积液、积气产生的压迫、呼吸困难等症状；向胸腔内注射药物(抗肿瘤药或促进胸膜粘连药物等)。

四、禁忌证

1. 体质衰弱、病情危重难以耐受穿刺术者。

2. 对麻醉药过敏者。

3. 凝血功能障碍、严重出血倾向或大咯血患者，在未纠正前不宜穿刺。

4. 有精神疾病或不合作者。

5. 疑为胸腔包虫病患者，穿刺可引起感染扩散，不宜穿刺。

6. 穿刺部位或附近有感染者。

五、操作前准备

(一)患者准备

1. 了解病情，核对适应证。

2. 查看有无禁忌证。

3. 向患者介绍穿刺目的及其并发症，请其配合，并签署胸膜腔穿刺同意书。

4. 消除顾虑，必要时可术前半小时服安定 10mg 或可待因 0.03g。

5. 询问有无药物(特别是局麻药利多卡因)过敏史。

6. 术前测量脉搏、呼吸、血压。

7. 安置患者于适当的体位，对照辅助检查再次进行简单的物理诊断，复核相关体征，确定穿刺点并以龙胆紫标出进针点。

8. 嘱患者排尿。

(二)物品准备

1. 消毒包和无菌镊子(消毒日期是否在有效期内)、消毒液(0.5%碘伏)。

2. 一次性胸腔穿刺包(消毒日期是否在有效期内)。

3. 药品：2%利多卡因注射液5mL、0.1%肾上腺素注射液1mL。

4. 无菌手套两双、无菌口罩和帽子。

5. 注射器：5mL、20mL、50mL注射器。

6. 其他：血压计、听诊器、盛胸腔积液的容器，影像学资料及其化验单。

(三)医生准备

1. 人文关怀：自我介绍，取得患者的配合。

2. 戴口罩和帽子。

3. 将患者送到经过消毒的治疗室。

4. 操作前洗手(七步洗手法)。

六、操作步骤

(一)体 位

患者取坐位面向椅背，两前臂置于椅背上，前额伏于前臂上。不能起床患者和气胸患者可取半坐位，患侧前臂上举抱于枕部。

(二)选择穿刺点

1. 肋间定位：上述体位下，肩胛线对应第7~8肋间。

2. 常规穿刺点：选在胸部叩诊实音最明显部位进行，胸液较多时一般常取肩胛线第7~9肋间或腋后线第7~8肋间，有时也选腋中线第6~7肋间或腋前线第5肋间为穿刺点。

3. 特殊穿刺点：包裹性积液可结合X线或超声检查确定，穿刺点用蘸甲紫(龙胆紫)的棉签或其他标记笔在皮肤上标记。

4. 气胸穿刺点：锁骨中线第2肋间，下一肋骨上缘。

(三)操作程序

1. 常规消毒皮肤

(1)查看消毒包和无菌镊子消毒日期，无误后打开无菌镊子和消毒包中的消毒碗。

（2）用无菌镊子在消毒缸中夹取适量的 0.5% 碘伏消毒棉球放入消毒碗中。

（3）左手持无菌镊子夹起消毒碗中的碘伏消毒棉球，十字交叉传给右手中的无菌镊子（禁止两个镊子相碰）。

（4）右手中的无菌镊子夹着消毒棉球，按压标记的穿刺点，以穿刺点为圆心，由内向外无间隙划圆形擦拭，消毒范围直径不小于 15cm。

（5）把消毒后的棉球放入第二个空消毒碗中。

（6）进行第二次消毒：重复（3）~（5）步骤，（注意第二次的消毒范围应该略小于第一次，棉球应由内向外擦拭）。

（7）收拾消毒包中的物品，把消毒后的棉球放入医疗垃圾袋中。

2. 局部麻醉

（1）术者打开穿刺包，戴无菌手套，检查手术器械（注意注射器乳头是否与穿刺针吻合，针头是否锐利）。

（2）术者铺洞巾，用止血钳固定。

（3）助手协助术者核对麻药的名称及浓度，消毒安瓿，打开麻药，术者抽取麻药（注意针头不能碰到安瓿瓶口）。

（4）第 3 次确定穿刺部位，用 2% 利多卡因在穿刺点处沿下一肋骨上缘行浸润性局麻。

（5）先在皮肤局部打个皮丘，再垂直进针，分层麻醉至胸膜壁层（注意推麻药前要回抽，了解是否在血管内，同时要掌握深度）。

（6）麻醉完毕后，按压片刻，操作过程中要随时询问和观察患者有无不适感觉。

3. 胸膜腔穿刺术

（1）检查穿刺针是否锐利，穿刺针连接的橡皮管是否通畅和密闭。

（2）将与穿刺针连接的橡皮管夹闭，用无菌纱布包裹穿刺针后的橡皮管。

（3）术者再次确定进针点，左手食指、中指固定穿刺点皮肤。

（4）右手持穿刺针沿麻醉处缓慢刺入，当抵抗感突然消失时，考虑穿刺成功。

（5）接上注射器，打开橡皮管，缓慢抽液。

（6）助手戴无菌手套，待术者抽满后夹闭橡皮管，如需要，助手可用止血钳固定针管。

（7）术者取下注射器，留取适量的胸腔积液放置到检查容器中，多余的胸腔积液推入盛胸腔积液的容器（注射器头不能碰在容器上），注意不要出现胸水污染。

（8）治疗性穿刺：可反复重复（5）~（7）。

（9）穿刺完毕后拔出穿刺针，覆盖无菌纱布，稍用力压迫片刻，防止出血、气胸及渗水，针眼处以0.5%碘伏消毒，覆盖无菌纱布，胶布固定。

七、术后处理

1. 术后嘱患者平卧或半卧位半小时，询问患者有无任何不适。

2. 再次测脉搏、血压，复核物理体征。

3. 收拾医疗用物，进行医疗垃圾分类放置。

4. 感谢患者的配合，护送患者回病房，嘱患者穿刺部位3d不能沾水、有不适感立即通知医护人员。

5. 及时送检胸腔积液标本进行检查。

6. 及时书写穿刺记录，4h内完成，内容包括：

（1）一般情况（患者信息）

（2）手术时体位，皮肤消毒，铺洞巾的方法

（3）手术名称

（4）麻醉方式

（5）手术步骤

（6）术中病情变化和处理

（7）术后医嘱

（8）标本送检情况

八、注意事项

（一）操作前

向患者说明穿刺目的，消除顾虑，同时签好知情同意书；对精神紧张者，必要时术前半小时给予地西泮 10mg 或可待因 0.03g 镇静止咳；测量患者生命体征。

（二）操作中

1. 密切观察患者的反应，如有头晕、面色苍白、出汗、心悸、胸部压迫感或剧痛、晕厥等胸膜过敏反应，或出现连续性咳嗽、气短、咯泡沫痰等现象时，立即停止抽液，并皮下注射 0.1% 肾上腺素 0.3 ~ 0.5mL，或进行其他对症处理。

2. 一次抽液不应过多、过快。诊断性抽液，抽取 50 ~ 100mL 即可；减压抽液，首次不超过 600mL，以后每次不超过 1000mL。如为脓胸，每次尽量抽尽，疑有化脓性感染时，助手用无菌试管留取标本，行涂片革兰染色镜检、细菌培养及药敏试验。检查肿瘤细胞时，至少需要 100mL 液体，并应立即送检，以免细胞自溶。

3. 严格无菌操作，操作中要始终保持胸腔压，防止空气进入胸腔。

4. 应避免在第 9 肋间以下穿刺，以免穿透膈肌损伤腹腔脏器。

（三）操作后

1. 测量患者生命体征，操作后嘱患者卧位休息 30min。

2. 对于恶性胸腔积液，可注射抗肿瘤药物或硬化剂诱发化学性胸膜炎，促使脏层与壁层胸膜粘连，闭合胸腔，防止胸液重新积聚。具体操作：于抽液 500 ~ 1200mL 后，将药物（如米诺环素 500mg）加生理盐水 20 ~ 30mL 稀释后注入。推入药物后回抽胸液，再推入，反复 2 ~ 3 次后，嘱患者卧床 2 ~ 4h，并不断变换体位，使药物在胸腔内均匀涂布。如注入的药物刺激性强，可致胸痛，应在注射前给予布桂嗪（强痛定）或哌替啶等镇痛剂。

参考文献

[1]中华医学会. 临床技术操作规范：胸外科学分册[M]. 北京：人民军医
出版社，2009.

[2]欧阳钦. 临床诊断学[M]. 北京：人民卫生出版社，2005.

胸膜腔穿刺考核标准

序号	项目	技术操作要求	分值	扣分
1	职业规范 （5分）	服装、鞋帽整洁	2分	
		洗手、戴口罩	3分	
2	物品准备 （5分）	穿刺包、注射器、消毒物品、麻醉物品等	3分	
		将用物放至患者旁	2分	
3	患者准备 （10分）	向患者说明穿刺的必要性，签手术同意书	5分	
		取坐位，面向椅背，两前臂置于椅背上，前额伏于手臂上	5分	
4	操作 （65分）	定位：选择肩胛下角线第7～9肋或腋后线第7～8肋间作为穿刺点（有叩听查体动作）	5分	
		常规消毒	5分	
		打开穿刺包	5分	
		戴无菌手套	5分	
		铺消毒洞巾并固定洞巾	5分	
		检查器械，注意穿刺针是否通畅，胶管是否漏气及破损	5分	
		2%利多卡因逐层浸润麻醉（注意穿刺点应选在下一肋骨的上缘）	5分	
		用血管钳夹住穿刺针后面的胶管，使之不漏气	3分	
		左手固定穿刺部位皮肤，右手持穿刺针沿麻醉部位经肋骨上缘垂直缓慢进入，当有突破感时停止	10分	
		接上注射器后，再松开止血钳	2分	
		注射器抽满后用血管钳夹闭胶管，取下注射器	5分	
		将抽出液体注入弯盘及专门准备的容器中	2分	
		抽完液后拔出穿刺针，覆盖无菌纱布，稍用力压迫片刻	3分	
		用胶布固定	3分	
		将抽出液送化验、计量	2分	

序号	项目	技术操作要求	分值	扣分
5	操作后 (5分)	术后嘱患者静卧，告诉患者有不适立即通知医护人员	3分	
		整理物品	2分	
6	熟练性 (5分)	操作准确熟练、不缺项、连贯性好	5分	
7	爱伤观念 (5分)	动作轻柔、态度认真、人文关怀好	5分	
总分			100分	

腹膜腔穿刺术
abdominocentesis

一、概　念

是通过穿刺针或导管直接从腹前壁刺入腹膜腔抽取腹腔积液，用以协助诊断和治疗疾病的一项技术。该技术是确定有无腹水及鉴别腹水性质的简易方法，分为诊断性腹腔穿刺和治疗性腹腔穿刺。

二、目　的

抽取积液用于检查腹腔积液性质，给药、放腹水，进行诊断和（或）治疗。

三、适应证

1. 诊断：判断腹腔积液性质及病因、自发性腹膜炎、寻找肿瘤细胞。

2. 治疗：大量胸腔积液时减轻腹胀、呼吸困难等症状；腹腔内注射药物协助治疗疾病。

四、禁忌证

1. 有严重凝血功能障碍。

2. 有肝性脑病或肝性脑病前兆者。

3. 巨大卵巢囊肿、囊虫病、腹腔内巨大肿瘤。

4. 麻痹性肠梗阻及腹腔粘连。

5. 妊娠中后期。

6. 重度电解质紊乱。

7. 全身状况差，生命体征不平稳。

8. 精神异常或不能配合者。

五、操作前准备

(一)材料准备

安尔碘、棉签、腹腔穿刺包、止血钳、5mL注射器、50mL注射器、2%利多卡因注射液、无菌手套、标本瓶、引流袋、皮尺、多头腹带、血压计、听诊器。

(二)操作者准备

1. 核对患者信息，查阅病历、腹部平片及相关辅助检查资料。

2. 明确适应证，排除禁忌证。

3. 向患者和(或)家属说明病情，腹腔穿刺目的，操作可能出现的不良发应和并发症，相应的预防、治疗措施。

4. 签署腹穿操作同意书。

5. 清洁双手，戴好帽子、口罩。

(三)患者准备

1. 询问患者有无麻醉药物过敏史，术前嘱患者排尿，以防刺伤膀胱。有尿潴留者先导尿。查血常规、凝血功能等。

2. 嘱患者配合操作，不要乱动，在操作过程中若感头晕、恶心、心悸、呼吸困难，应及时告知医护人员，以便及时处理。

六、操作步骤

(一)选择适宜穿刺点

患者取坐位或半坐位、平卧位、稍左侧卧位。①通常选择左侧髂前上棘与脐连线中外 1/3 交点处（反麦氏点）；②耻骨联合与脐连线的中点上 1cm，偏左或偏右 1.5cm 处；③腹水量少时，做诊断性穿刺可选脐水平线与腋前线或腋中线之延长线的交点，向穿刺一侧侧卧；④包裹性分隔积液时，需在 B 超引导下定位穿刺。

（二）消 毒

1. 自穿刺点由内向外常规消毒两遍，范围以穿刺点为中心，直径为 15～20cm，第 2 遍消毒范围不超过第 1 遍。

2. 戴无菌手套，铺消毒洞巾。

（三）麻 醉

打开 2% 的利多卡因，术者核对麻药无误后，以 5mL 注射器吸取麻药约 2～3mL。

一般先在穿刺点处注射一皮丘，然后垂直进针，边进针边回吸，确认针尖不在血管内时推入麻药，直至壁腹膜，退针后即用左手纱布按压局部至不出血。

（四）穿 刺

1. 检查腹穿针、注射器通畅后，将穿刺针尾部的橡皮管上的活塞置于关闭位置。左手食指、中指固定穿刺部位皮肤，右手持穿刺针沿麻醉处垂直刺入皮肤后，以 45° 刺入腹肌再垂直刺入腹膜腔，当针锋抵抗感消失时，停止进针。

2. 术者固定好穿刺针，助手持 50mL 注射器，接穿刺针尾端的橡皮管，打开开关，缓慢抽吸腹水。

3. 术中观察患者的反应，并注意保暖。

（五）放 液

1. 诊断性穿刺时，可直接采用 20mL 或 50mL 无菌注射器和 7 号针头进行穿。

2. 大量放液时，可用针尾连接橡皮管的 8 号或 9 号针头穿刺（助手用消毒止血钳固定针头，并夹闭橡胶管）；腹腔放液不宜过快过多，治疗性放液一般初次不宜超过 1000mL，以后一般每次放液不超过 3000～6000mL，肝硬化患者一次放腹腔积液一般不超过 3000mL。

（六）加压固定

拔出穿刺针，覆盖消毒纱布，以手指压迫数分钟，再用胶布固定。

（七）操作后处理

1. 协助患者整理衣物，恢复舒适体位，术后测量患者的生命体征、腹围，嘱患者平卧，并使穿刺针孔位于上方，以免腹水漏出。严密观察有无出血和继发感染等并发症。

2. 将所有物品整理好，放于指定位置。

3. 抽出液送检、计量。

七、并发症与处理

（一）肝性脑病与电解质紊乱

主要与放液速度过快、放液量过多、禁忌证掌握不严格有关。

处理措施：

1. 严格控制放液速度和放液量。

2. 严格掌握禁忌证。

3. 积极维持水电解质平衡和酸碱平衡。

（二）出血、脏器损伤

可能与患者凝血功能障碍、操作者穿刺不规范或动作粗暴等有关。

处理措施：

1. 操作前复查凝血功能。

2. 准确选择穿刺点，操作过程中动作要轻、稳。

八、感　染

可能与无菌观念不严格有关。

处理措施：

1. 严格按照无菌原则进行操作。

2. 采用合理抗菌治疗。

九、休　克

可能与穿刺放液速度过快、放液量过多有关。

处理措施：

1. 严格控制放液速度和放液量。

2. 采取补液、吸氧等措施。

参考文献

[1]陈文彬，潘祥林．诊断学[M]．7 版．北京：人民卫生出版社，2010.

[2]刘原，曾学军．临床技能培训与实践[M]．北京：人民卫生出版社，2015.

腹膜腔穿刺考核标准

序号	项目	技术操作要求	分值	扣分
1	职业规范 （5分）	服装、鞋帽整洁	2分	
		洗手，戴口罩	3分	
2	物品准备 （5分）	穿刺包、注射器、消毒物品、麻醉物品等	3分	
		携用物至患者旁	2分	
3	患者准备 （10分）	向患者说明穿刺的必要性，签手术同意书	5分	
		嘱患者排尿，取平卧位或斜坡卧位	5分	
4	操作 （65分）	操作前测量腹围	2分	
		定位：选择左下腹部脐与髂前上棘连线中外1/3交点为穿刺点	3分	
		常规消毒	5分	
		打开穿刺包	5分	
		戴无菌手套	5分	
		铺消毒洞巾并固定洞巾	5分	
		检查器械，注意穿刺针是否通畅、胶管是否漏气及破损	5分	
		2%利多卡因局部腹膜壁层逐层浸润麻醉	5分	
		用血管钳夹住穿刺针后面的胶管，使之不漏气	3分	
		穿刺部位皮肤，右手持穿刺针逐层刺入腹壁，待针尖抵抗感突然消失时停止	10分	
		接上注射器后，再松开止血钳	2分	
		注射器抽满后用血管钳夹闭胶管，取下注射器	3分	
		将抽出液体注入弯盘及专门准备的容器中	2分	
		抽完液后拔出穿刺针，覆盖无菌纱布，稍用力压迫片刻	3分	
		用胶布固定	2分	
		将抽出液送化验、计量	3分	
		操作后测量腹围	2分	

续表

序号	项目	技术操作要求	分值	扣分
5	操作后 （5分）	送患者返回病房，交代术后注意事项	2分	
		整理物品	3分	
6	熟练性 （5分）	操作准确熟练、不缺项、连贯性好	5分	
7	爱伤观念 （5分）	动作轻柔、态度认真、人文关怀好	5分	
总分			100分	

腰椎穿刺术
lumbar puncture

一、概　念

腰椎穿刺术，简称腰穿，是指通过腰椎间隙穿刺，测定颅内压，并抽取脑脊液进行相关检查或治疗的一种技术操作。是神经科临床常用的检查方法之一。最早由德国医生 Heinirich Quincke（1842—1922）于 1891 年在 Wiesbaden 会议上报道（原著题目 *Die Lumbalpunction des Hydrocephalus*）。

二、目　的

1. 诊断性穿刺：通过对脑脊液的留取和检查，明确中枢神经系统疾病的诊断。

2. 治疗性穿刺：引流脑脊液，进行腰椎麻醉，鞘内注射药物治疗。

三、适应证

1. 测定脑脊液压力，明确颅内压及蛛网膜下腔有无阻塞。

2. 检查脑脊液性质，进行常规、生化、免疫、细胞学等检测，协助诊断中枢神经系统感染性疾病、脱髓鞘疾病、变性疾病或出血性疾病。

3. 引流脑脊液，减轻因颅内出血或炎症等疾病所导致的中枢神经系统刺激症状。

4. 行其他辅助检查，如脊髓造影和放射性核素脑池扫描等。

5. 腰椎麻醉。

6. 鞘内注射药物治疗。

四、禁忌证

1. 存在脑疝征象（如双侧瞳孔不等大、去大脑强直、呼吸抑制等）。

2. 临床诊断为颅内占位性病变，存在视盘（视乳头）水肿，颅脑CT 提示有显著颅内压增高，尤其是后颅窝占位性病变。

3. 伴休克等其他严重疾患。

4. 穿刺部位有炎症、结核或开放性损伤等其他疾患。

5. 有严重凝血功能障碍。

6. 患者病情危重不宜搬动或无法配合。

7. 椎管完全梗阻者慎用。

五、操作前准备

（一）材料准备

1. 无菌腰椎穿刺包：腰椎穿刺针、测压管及三通管、5mL 注射器、7 号针头、血管钳、洞巾、试管。

2. 无菌消毒治疗盘：镊子、剪刀、棉球。

3. 消毒用品：0.5% 碘伏（或 2.5% 碘酊或 75% 酒精）、无菌纱布。

4. 其他：无菌手套、麻醉药品（2% 利多卡因或 2% 普鲁卡因）、鞘内注射药物、胶布。

（二）操作者准备

戴口罩、帽子；操作前洗手。

（三）患者准备

1. 核对患者信息。

2. 向患者及家属解释穿刺目的、过程、意义等，签署知情同意书。

3. 确定穿刺位置，患者穿刺部位局部备皮。

六、操作步骤

1. 患者的体位：侧卧于硬板床上，背部与床面垂直，头向前胸部屈曲，两手抱膝紧贴腹部，使躯干呈弓形，脊柱尽量后凸以增宽椎间隙（图1）。

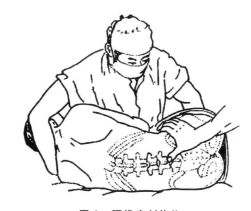

图1　腰椎穿刺体位

2. 穿刺点定位：以髂后上棘连线与后正中线的交点处为穿刺点，相当于腰3～4椎间隙（图2），或腰4～5椎间隙进行。

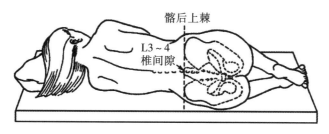

图2　腰椎穿刺穿刺点定位

3. 消毒铺单：常规消毒，打开穿刺包，戴无菌手套，铺消毒洞巾并固定洞巾，检查器械，注意穿刺针是否通畅，针芯是否配套。

4. 局部麻醉：以2%利多卡因于穿刺点做一皮丘，然后垂直刺入，由浅至深逐层进行局部麻醉(图3)。

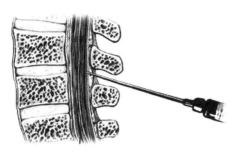

图3　腰椎穿刺局部麻醉

5. 穿刺针穿刺：左手固定局部皮肤，右手持穿刺针以垂直背部的方向缓慢刺入，针尖可稍倾向头部方向，当感觉两次突破感后可将针芯慢慢抽出，见脑脊液流出。成人一般进针深度4~6cm，儿童2~4cm，但可因年龄、体形胖瘦而异(图4)。

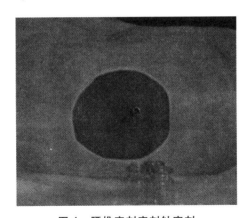

图4　腰椎穿刺穿刺针穿刺

6. 测脑脊液压力并留取脑脊液：嘱患者双下肢略伸直，接上测压管测初压，随后收集脑脊液2~5mL送检，再次接上测压管测末压；进行治疗时可将药物注射入鞘内。

7. 压颈试验（Queckenstedt test）：如怀疑有蛛网膜下腔梗阻（如脊髓肿瘤）可行此试验。压迫颈静脉，先一侧后两侧（不要压迫颈动脉），如无梗阻，压力可上升 10~20cmH$_2$O，放松后 10s 内压力降至初始水平。

8. 拔针：操作结束后带针芯拔出穿刺针，穿刺点消毒后覆盖无菌纱布，并用胶布固定。

9. 术后处理：嘱患者去枕平卧 4~6h，告知患者若有不适立即通知医护人员，并整理物品。

七、并发症及其处理

1. 低颅压综合征：多由于操作中释放脑脊液过多所致，患者可出现头痛、头晕甚至恶心呕吐等症状，一般不需要特殊处理，但如症状严重，必要时复查颅脑 CT，嘱患者多饮水或静脉输注生理盐水。鞘内给药时，应先放出等量脑脊液，然后再等量将置换性药液注入。

2. 腰部疼痛：多由于操作导致韧带损伤所产生，一般不需要特殊处理。

3. 颅内压增高或脑疝：颅压增高者，一般不宜做腰椎穿刺避免脑疝形成。如必须进行相关检查或治疗时，穿刺过程中应注意观察患者意识、瞳孔、脉搏、呼吸的改变，若病情突变，应立即停止操作，给予 20% 甘露醇快速输注降颅压并准备抢救。

4. 穿刺损伤出血：操作中穿刺针刺破静脉丛可导致出血，一般拔除穿刺针并压迫后即可止血。

5. 感染：反复多次穿刺、局部组织损伤、血肿可增加局部感染甚至颅内感染的机会。如患者出现不能解释的寒战、发热、白细胞计数升高、局部红肿、压痛等症状，应积极抗感染治疗。

参考文献

[1]Frederiks AM，Koehler PJ. The first lumbar puncture[J]. Journal of the his-

tory of the neurosciences, 1997, 6(2): 147 – 153.

[2] Dugacki V. A hundred years of lumbar puncture[J]. Neurologiacroatica, 1992, 41(4): 241 – 245.

[3] Hollis PH, Malis LI, Zappulla RA. Neurological deterioration after lumbar puncture below complete spinal subarachnoid block[J]. J Neurosurg, 1986, 64: 253 – 256.

[4] Reimann AE, Anson BJ. Vertebral level of termination of the spinal cord with a report of a case of sacral cord[J]. Anat Rec, 1944, 88: 127.

[5] Adams RD, Victor M. Principles of neurology[M]. 2nd ed. New York: McGraw – Hill, 1981.

[6] Wiesel J, Rose DN, Silver AL, et al. Lumbar puncture in asymptomatic late syphilis: An analysis of the benefits and risk[J]. Arch Intern Med, 1985, 145: 465 – 468.

腰椎穿刺术考核标准

序号	项目	技术操作要求	分值	扣分
1	职业规范 （5分）	服装、鞋帽整洁	2分	
		洗手，戴口罩	3分	
2	物品准备 （5分）	穿刺包、注射器、消毒物品、麻醉物品等	3分	
		将用物移至患者旁	2分	
3	患者准备 （15分）	向患者说明穿刺的必要性，签手术同意书	5分	
		侧卧于硬板床上，背部与床面垂直，使患者头向前胸部屈曲，两手抱膝紧贴腹部，使躯干呈弓形，脊柱尽量后凸以增宽椎间隙	10分	
4	操作 （60分）	定位：以髂嵴连线与后正中线的交点处为穿刺点（相当于腰3、4椎体棘突间隙）	3分	
		常规消毒	5分	
		打开穿刺包	5分	
		戴无菌手套	5分	
		铺消毒洞巾并固定洞巾	5分	
		检查器械，注意穿刺针是否通畅，针芯是否配套	5分	
		2%利多卡因逐层浸润麻醉	5分	
		左手固定局部皮肤，右手持穿刺针以垂直背部的方向缓慢刺入，针尖可稍倾向头部方向，当感觉两次突破感后可将针芯慢慢抽出，见脑脊液流出。成人一般进针深度4~6cm，儿童2~4cm	10分	
		接上测压管测初压	5分	
		撤去测压管，收集脑脊液2~5mL送检	2分	
		再次接上测压管测末压	3分	
		抽完液后拔出穿刺针，覆盖无菌纱布	2分	
		用胶布固定	2分	
		将抽出液送化验	3分	

序号	项目	技术操作要求	分值	扣分
5	操作后 （5分）	术后患者去枕平卧 4～6h，告知患者若有不适立即通知医护人员	3分	
		整理物品	2分	
6	熟练性 （5分）	操作准确熟练、不缺项、连贯性好	5分	
7	爱伤观念 （5分）	动作轻柔、态度认真、人文关怀好	5分	
		总分	100分	

骨髓穿刺术
bone marrow aspiration

一、概　念

骨髓穿刺术，简称骨穿，通过骨髓穿刺针吸取少量骨髓液，制备骨髓液涂片，以了解各类血细胞的数量、形态、有无寄生虫等异常的一种检查方法，是采集骨髓液的一种常用诊断技术。

二、目　的

采集骨髓液协助临床诊断、观察疗效和判断预后，包括血细胞形态学检查、细胞遗传学分析、病原生物学培养、造血干细胞培养。

三、适应证

1. 原因不明的肝、脾、淋巴结肿大，发热，恶病质。

2. 某些寄生虫病，如疟疾、黑热病。

3. 外周血液中血细胞数目和形态异常，如白细胞计数增高，检见幼稚细胞。

4. 异常高球蛋白血症、高免疫球蛋白血症。

5. 骨髓液细菌等病原微生物培养。

四、禁忌证

1. 血友病或凝血因子重度缺陷，有明显出血倾向者。

2. 妊娠晚期孕妇应慎作骨髓穿刺。

五、操作前准备

(一)材料准备

1. 无菌骨髓穿刺包：骨髓穿刺针、5mL 注射器、10mL 注射器、血管钳、洞巾、试管。

2. 载玻片、推片、骨髓标本容器。

3. 无菌消毒治疗盘：镊子、剪刀、棉球。

4. 消毒用品：0.5% 碘伏（或 2.5% 碘酊或 75% 酒精）、无菌纱布。

5. 其他：无菌手套、麻醉药品(2% 利多卡因或 2% 普鲁卡因)、胶布。

(二)患者准备

1. 核对患者信息。

2. 向患者及家属告知穿刺目的、过程、意义、风险等，签署知情同意书。

3. 测量血压、呼吸、脉搏，必要时完善相应检查。

(三)医生准备

戴口罩、帽子；操作前洗手。

六、操作步骤

(一)选择穿刺部位

1. 髂后上棘穿刺点：常用穿刺部位，位于骶椎两侧、臀部上方突出的骨面(图 1)。

2. 髂前上棘穿刺点：髂前上棘后 1～2cm 处，该处骨面平坦，易于固定，操作方便，危险性极小，但患者易产生恐惧感(图 2)。

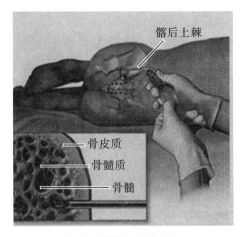

图 1　髂后上棘穿刺点

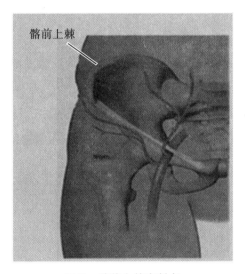

图 2　髂前上棘穿刺点

3. 胸骨穿刺点：胸骨柄、胸骨体相当于第 1、2 肋间隙的部位。此处胸骨较薄，且其后有大血管和心房，穿刺时务必小心，以防穿透胸骨而发生意外。仅用于其他部位穿刺失败时，或骨髓增生减低性疾病必要时。

4. 腰椎棘突穿刺点：腰椎棘突突出的部位。儿童有时还可选用胫骨粗隆。

（二）体 位

1. 采用髂后上棘穿刺时，患者取侧卧位。

2. 采用髂前上棘和胸骨穿刺时，患者取仰卧位。

3. 采用腰椎棘突穿刺时，患者取坐位或侧卧位。

（三）麻 醉

常规消毒局部皮肤，操作者戴无菌手套，铺无菌洞巾，采用2%利多卡因做局部皮肤和骨膜麻醉。

（四）穿 刺

1. 依据患者穿刺部位局部情况，将骨髓穿刺针的固定器固定在适当的长度。

2. 术者左手拇指和食指固定穿刺部位，右手持骨髓穿刺针与骨面垂直刺入，若为胸骨穿刺，则应当与骨面呈30°～40°刺入。

3. 当穿刺针针尖接触骨质后，沿穿刺针的针体长轴左右旋转穿刺针，并向前推进，缓缓刺入骨质。当突然感到穿刺阻力消失，且穿刺针已固定在骨内时，表明穿刺针已进入骨髓腔。

（五）抽取骨髓液

拔出穿刺针针芯，接上干燥的注射器（5～10mL），用适当的力量抽取骨髓液，当穿刺针在骨髓腔时，抽吸时患者感到有尖锐酸痛，随即便有红色骨髓液进入注射器，抽取骨髓液一般不超过0.2mL；如果需要做其他检查，应在留取骨髓涂片标本后，再抽取适量。若未能抽取骨髓液，则可能是针腔被组织块堵塞或"干抽"（常见于骨髓纤维化），应重新插上针芯，再刺入或者退出少许，或者重新选择穿刺部位。

（六）涂 片

将骨髓液滴在载玻片上，立即制备骨髓液涂片数张（图3）。

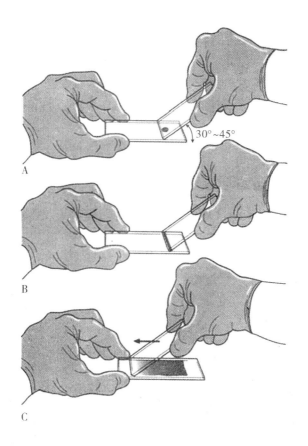

图 3　骨髓穿刺液涂片

（七）拔　针

骨髓液抽取完毕，重新插入针芯，左手取无菌纱布至穿刺处，右手将穿刺针拔出。穿刺点消毒后将无菌敷料敷于局部，适当按压后用胶布固定。

（八）术　后

嘱患者休息，观察穿刺局部有无出血，保持穿刺局部干燥清洁。整理用物，将制成的骨髓涂片和其他标本及时送检。

七、注意事项

·穿刺前应检查出血时间和凝血时间，血友病患者禁止做骨髓穿刺检查。

·骨髓穿刺针和注射器必须干燥，以免发生溶血。

·穿刺针针头进入骨质后要避免过大摆动，以免折断穿刺针。胸骨穿刺时不可用力过猛、穿刺过深，以防穿透内侧骨板而发生意外(损伤心脏和大血管危及生命)。

·穿刺过程中，如果感到骨质坚硬难以进入骨髓腔时，不可强行进针，以免断针。应考虑为大理石骨病的可能，及时行骨骼 X 线检查，以明确诊断。

·做骨髓细胞形态学检查时，抽取骨髓液不可超过 0.2mL，以免骨髓稀释，影响结果判定。

·穿刺抽取骨髓液后立即涂片，避免凝固。

·送检骨髓液涂片(≥4 张)，同时加送 2~3 张外周血涂片，协助造血情况分析。

骨髓活检术
bone marrow biopsy

一、概　念

骨髓活组织检查术，简称骨髓活检，是通过骨髓活检针取一块大小约 0.5 ~ 1cm 长的圆柱形骨髓组织进行病理学检查的方法，是与骨髓穿刺互为补充的一种常用诊断技术。

二、目　的

了解骨髓造血细胞密度极其所占百分比、造血组织的分布、骨髓间质病变以及骨组织结构变化等，弥补了骨髓穿刺涂片检查的某些不足。

三、适应证

1. 血液系统疾病，如再生障碍性贫血、骨髓增生异常综合征、骨髓纤维化、低增生性白血病、多发性骨髓瘤等。
2. 骨髓转移癌。

四、禁忌证

1. 血友病或凝血因子重度缺陷，有明显出血倾向者。
2. 妊娠晚期孕妇应慎做。

五、操作前准备

(一)材料准备

1. 无菌骨髓活检包：骨髓活检针、5mL注射器、血管钳、洞巾、试管。

2. 载玻片、骨髓标本容器。

3. 无菌消毒治疗盘：镊子、剪刀、棉球。

4. 消毒用品：0.5%碘伏(或2.5%碘酊和75%酒精)、无菌纱布。

5. 其他：无菌手套、麻醉药品(2%利多卡因或2%普鲁卡因)、胶布。

(二)患者准备

1. 核对患者信息。

2. 向患者及家属告知活检目的、过程、意义、风险等，签署知情同意书。

3. 测量血压、呼吸、脉搏，必要时完善相应检查。

(三)医生准备

戴口罩、帽子，操作前洗手。

六、操作步骤

(一)选择检查部位

通常选择髂前上棘或髂后上棘。

(二)体　位

1. 采用髂后上棘穿刺时，患者取侧卧位。

2. 采用髂前上棘和胸骨穿刺时，患者取仰卧位。

(三)麻　醉

局部皮肤常规消毒，操作者戴无菌手套，铺无菌洞巾，采用2%利多卡因做局部皮肤和骨膜麻醉。

（四）穿　刺

1. 将骨髓活组织检查穿刺针的针管套在手柄上。

2. 术者左手拇指和食指将穿刺部位皮肤压紧固定，右手持穿刺针手柄以顺时针方向进针至骨质一定的深度后，拔出针芯，在针座后端连接上接柱（接柱可为 1.5cm 或 2.0cm），再插入针芯，继续按顺时针方向进针，其深度达 10cm 左右，再转动针管 360°以上，针管前端的沟槽即可将骨髓组织离断。

（五）取　材

按顺时针方向退出穿刺针，取出骨髓组织，立即置于 95% 酒精、10% 甲醛等固定溶液中，并及时送检。

（六）拔针固定

活检部位消毒后，敷以无菌辅料并以胶布固定。

七、注意事项

·开始进针深度不可太深，否则不易取得骨髓组织。

·骨髓活组织检查穿刺针的内径较大，不用于骨髓吸取。

·活检术前应检查凝血功能，血友病为骨髓活组织检查禁忌证。

参考文献

[1] Bain BJ. Bone marrow aspiration[J]. J Clin Pathol, 2001, 54(9):657 – 63.

[2] Bain BJ. Bone marrow trephine biopsy[J]. J Clin Pathol, 2001, 54(10):737 – 42.

[3] Gandapur AS, Nadeem S, Riaz M, et al. Diagnostic Importance of Bone Marrow Examniation in Haematological Malignant and Non – malignant Disorders [J]. J Ayub Med Coll Abbottabad, 2015, 27(3):692 – 694.

[4] 张之南,郝玉书,赵永强,等. 血液病学[M]. 2 版. 北京:人民卫生出版社,2011.

[5] 陈红. 中国医学生临床技能操作指南[M]. 2 版. 北京:人民卫生出版社,2014.

骨髓穿刺(活检)术考核标准

序号	项目		技术操作要求	分值	扣分
1	职业规范 (5分)		服装,鞋帽整洁	2分	
			洗手、戴口罩	3分	
2	操作前 准备 (20分)	术者准备	用消毒洗手液洗手	5分	
		器械准备	2%利多卡因,骨髓穿刺包,手套,消毒液,玻片,针筒(5mL、20mL)	5分	
		患者准备	患者侧卧,侧卧时上面的腿向胸部弯曲,下面的腿伸直使腰骶部向后突出	10分	
3	操作过程 (60分)		穿刺点定位:髂后上棘位于骶椎两侧、臀部上方骨性突出部位	5分	
			常规消毒	5分	
			打开穿刺包	5分	
			戴无菌手套	3分	
			铺无菌洞巾并固定	2分	
			检查器械,注意穿刺针是否通畅、针芯是否配套	2分	
			按皮肤、皮下、骨膜逐层麻醉	5分	
			将骨髓穿刺针固定器固定于适当长度(约1~1.5cm)	3分	
			穿刺针以垂直骨面方向缓慢旋转刺入,感到阻力消失,且穿刺针已固定在骨内时,表示已进入骨髓腔	10分	
			穿刺成功:能顺利抽出骨髓液	10分	
			留取骨髓液标本(0.1~0.2mL),助手涂片	3分	
			针芯插入后一起拔出穿刺针	3分	
			拔针后穿刺点局部消毒	2分	
			敷纱布、压迫止血	2分	

序号	项目	技术操作要求	分值	扣分
4	操作后处置 （5分）	穿刺包基本复原	2分	
		送患者回病房，交代术后注意事项	3分	
5	总体评价 （10分）	操作准确熟练、不缺项、连贯性好	5分	
		动作轻柔、态度认真、人文关怀好	5分	
	总分		100分	